呼吸法の極意

ゆっくり吐くこと

新装改訂版

成瀬雅春

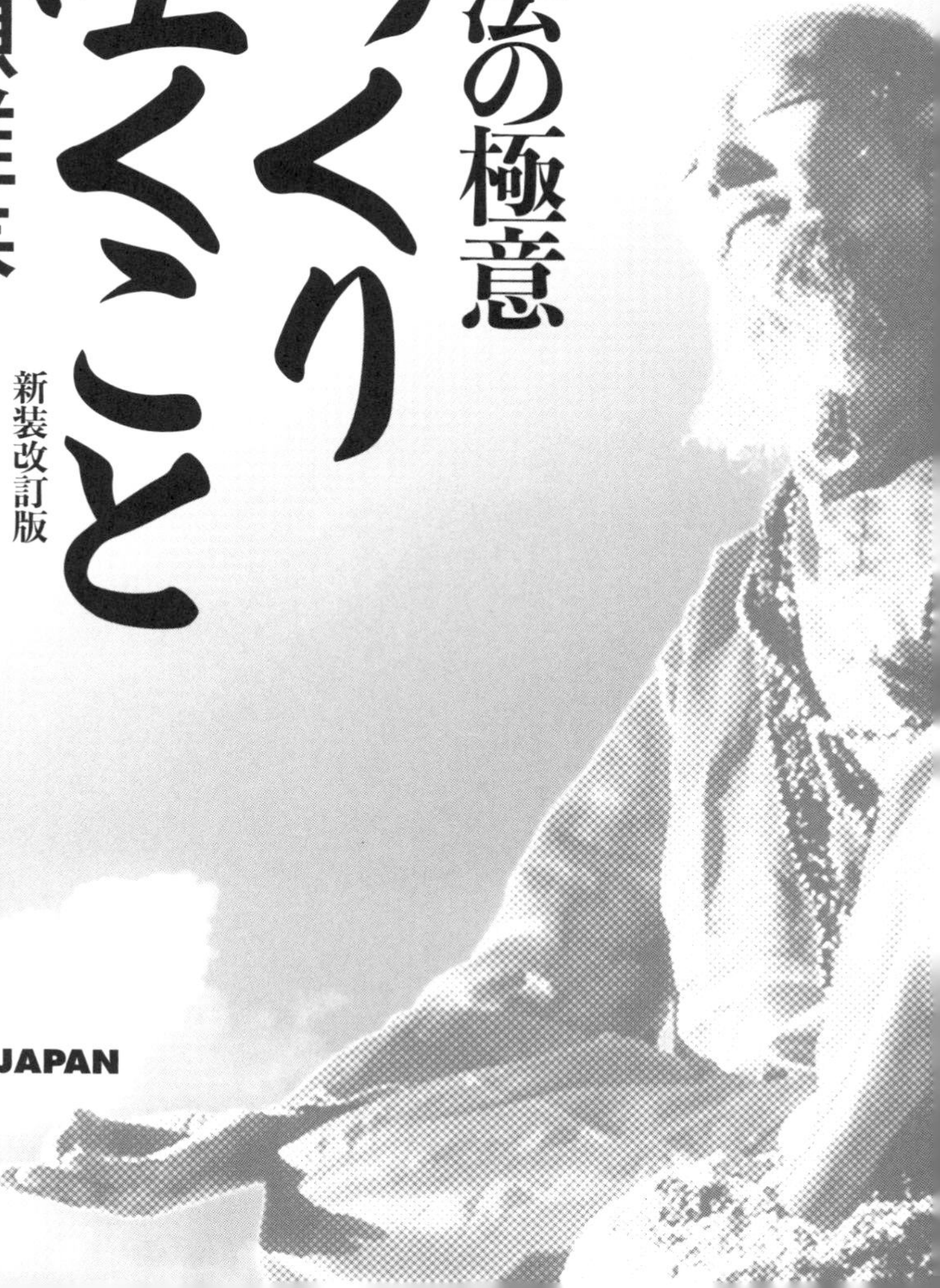

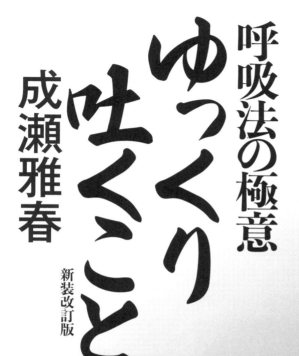

BAB JAPAN

はじめに

呼吸法という言葉の意味合いは、「呼＝吐くこと」と「吸＝吸うこと」の「法＝方法」ということである。この言葉が最初に「呼＝吐くこと」から始まっているのは、息を吐くことの重要さを示している。そして「法＝方法」という文字があるからには、単なる呼吸ではなく、呼吸をするうえでのテクニックということなのだ。

テクニックであるからには、それを身に付けるための決まりやコツがある。ところが、細かなテクニックを定めている呼吸法は、意外に少ない——というか、あいまいな呼吸法のほうが多いといったほうが的確だろう。

「気持ちよく息を吸い込んで、ゆっくりと吐きましょう」「緑の森の中をイメージして、深い呼吸をしましょう」というのは、内容的には「イメージ呼吸」であり、呼吸法というよりはイメージ法というべきだろう。もちろん、そういうイメージで呼吸をするのは精神衛生上の効果もあるし、よいことなのだがそれを呼吸法とするのは、安易すぎると思う。

本書で私が示す呼吸法は、そういったイメージ法ではなく、呼吸の確かなテクニックを身に付けるためのものである。そのために「吐く前の喉の状態」「舌の位置」「呼吸の強さ」「呼吸の長さ」「呼吸の音質」「腹部の使い方」「胸部の使い方」「呼吸の回数」などを細かく指定して、決められたテクニックの呼吸になるように練習するのである。そうやって身に付けることで、正しい「呼吸法」を自分のものにできる。

ヨーガ呼吸法には、驚異的な可能性がある。その例として、インドのマドゥポルで、カルカッタ大学のドクター・ネオギー教授が出会ったヨーガ行者の話がある。ナラシンガ・スワミというその行者はまず硫酸を数滴手のひらに落とし、舌でなめてしまった。次に強い石炭酸も同じようになめてしまった。さらに猛毒で知られている青酸カリまでも、平気で飲み込んだのである。この公開実験には、ノーベル賞受賞者で有名な科学者サー・C・V・ラーマンも立ち会っていて、これは近代科学への挑戦である、といったそうである。

その驚異的な現象について、ナラシンガ・スワミ本人の説明によれば「帰宅するとすぐヨーガのトランス状態に入り、強度の精神集中によって劇薬の致命的な影響を中和する」とのことだ。ナラシンガ・スワミは、特殊なヨーガ呼吸法を使いこなせたのだと思う。

この話には後日談があって、ナラシンガ・スワミがビルマ（現ミャンマー）のラングーンで同じ実演をした後、宿に帰ってから突如来た訪問者に妨げられ、いつものヨーガのトランス状態に入ることができずに死んでしまったそうである。この話を聞くと、ヨーガのトランス状態で猛毒を中和していたということが、真実味を帯びてくる。

このようにヨーガ修行も本格的になると、命懸けで取り組まなければならなくなる。私の「空中浮揚」や「心臓の鼓動を止める呼吸法」なども命懸けの修行法である。私は独学で心臓の鼓動を止めることができるようになったが、劇薬の致命的な影響を中和する力といい、空中浮揚といい、ヨーガの呼吸法で得られる能力には計り知れないものがある。

『ヨーガ・スートラ』や『ハタヨーガ・プラディーピカー』などのヨーガ経典に書いてある呼吸法を練習したからといって、こういった能力を身に付けられるわけではない。経典の記述の枠を超えて「極意」といえるほどのテクニックを身に付けてはじめて得られるのである。本書ではその「呼吸法の極意」に当たるテクニックを可能な限り紹介したつもりである。ヨーガ修行者はもちろんのこと、あらゆる分野の人の役に立てていただけたら幸いである。

新装改訂版の発刊にあたって

２０２０年より新型コロナウイルスが世界的に拡大し、ロックダウンする国が増え、日本でも二度目の緊急事態宣言が出された。そのため経済情勢も大きく影響され、生涯に一度あるかないかという事態になり、社会生活がガラッと変わった。

マスクなしにはどこへも行けず、家の中でもマスクをするほどに、ウイルスの飛沫感染を警戒することになった。ワクチン接種によってその状況が収束に向かうと良いのだが、まだ予断を許さない状況である。

マスクをすると、息がしづらい、呼吸が苦しい、ということに気づく。実はこの「自分の呼吸に気づく」というのが、呼吸法のスタートであり、極意でもあるのだ。

人間は生まれたときから死ぬまで、呼吸をし続ける。だから倒れている人には、まず呼吸をしているかを確かめる。呼吸が数分止まっただけで、命の危険にさらされることになる。

通常私たちは呼吸のことを気にせずに生活している。しかし、呼吸ができないとか呼吸しづらい状態になると、たちまちパニックに陥る。海で溺れて息ができなくなり水を飲んでしまう。火事で煙を吸い込んで息ができなくなる。時間が間に合わなくてダッシュした直後呼吸が荒くなる。こういうときに、呼吸をコントロールするテクニックがあれば、慌てる必要もなく、命も助かる。ところが、パニックに陥ったときに、慌ててコントロールしようと思っても、そのときはできない。

それに備えるには、普段から呼吸のコントロールを身に付けておくべきだ。そこで、本書の呼吸法テクニックが役立つことになる。何十種類もの呼吸法を紹介しているが、全部覚える必要はない。その中で、気に入った呼吸法や、やりやすい呼吸法から覚えていくだけでいい。

呼吸法に限らず、テクニックを身に付けるには、習慣的に実践することが必要だ。難しい呼吸法ややりにくい呼吸法は1、2回でやめてしまうことになる。そうすると身に付かない。まずは、呼吸に意識を向けること、ゆっくり吐くこと。そして本書の中の呼吸法を一つ選んでやり続けてみることをお勧めする。

それも、ノルマを課したりせず、気が向いたときにサッとやるといい。せっかく始めた

第1章　導入　呼吸法の本質

1　ヨーガ呼吸法の神髄　ヴァーユ（風）

呼吸の性質

呼吸は精神状態と深い関係にある。精神が安定しているときは、ゆっくりと規則的な呼吸になるが、不安定な精神状態のときには、早くて不規則な呼吸になる。

スポーツ解説などで選手に対して「呼吸が落ち着いていて余裕があります」とか「呼吸が乱れていて、あまりよい状態じゃありません」といった表現が使われることがよくある。呼吸を落ち着けることは、スポーツ選手にとって重要なことであり、優秀な選手ほど、呼吸のコントロールができるものである。

また呼吸は寿命とも関係があり、ゆっくりとした呼吸や長い呼吸を常にしている職業の人は、平均的に長生きである。たとえば僧侶は読経のときに長い呼吸でしなければならないのと、常に平常心を保っているように心がけているので、長命の人が多い。画家や書家にも長命の人が多いというのも、やはりゆったりと気持ちを落ち着けているのを常とする仕事だからだろう。

呼吸が気になるのはどういうときかを考えてみると、熱を出して息が荒くなっているときや、走った後で呼吸が乱れているときなどだ。つまり呼吸は「早く」なったり「乱れ」たり「荒く」なったりすると、何とか落ち着けようとするので、呼吸に意識が向くのである。そして意識が向いた瞬間から呼吸は落ち着く方向へ向かい出す。

この「意識を向け出したときから落ち着く」という呼吸の性質を利用すれば、さらにゆっくりとした深い呼吸を身に付けることができる。つまり呼吸の落ち着いているときに意識を向ければ、もっと落ち着いた深い呼吸になる。

そこからスタートするのが、ヨーガ呼吸法（＝プラーナーヤーマ）なのである。つまり、まず呼吸を落ち着けて、それから深い呼吸のテクニックを練習するのである。

呼吸法の歴史

ヨーガの起源は、4000~5000年前のインダス文明にまで遡ることができる。インダス河流域のモヘンジョダーロ、ハラッパーなどの古代遺跡から発掘された遺物の中に、ヨーガ行者の坐像のようなものがあり、シヴァ神を表しているといわれている。このころすでにヨーガの瞑想や呼吸法をしていたと推測される。

ヨーガの瞑想や呼吸法は、紀元前4世紀から紀元後4世紀ころに編纂された『ヨーガ・スートラ』や『ウパニシャッド』などの文献上に記されている。パタンジャリが『ヨーガ・スートラ』を編纂したのは2~4世紀だとされているが、一人の編者によるものではなく、何百年にもわたって複数の編者がまとめたと見られている。いずれにしてもヨーガ呼吸法はインダス文明のころから実践されていた可能性が高い。

そのヨーガ呼吸法は古代中国に大きな影響を与えていたらしい。古代道教の「胎生呼吸」はヨーガ呼吸法と似ている。有名な論書『幾種類かの呼吸に関する効力のある秘密の呪文』には、溺れることなく水に入ったり、火傷することなく火の上を歩くことができる、とあるが、これはヨーガで得られる「スィッディ」(奇蹟的力)に当たるものである。

道教の『枕中記』には「ひっそりとした部屋に引きこもり、扉を閉めて、柔らかな覆いと2.5インチの高さの枕があるベッドに乗り、正しい姿勢で横たわり、目を閉じ、鼻と口に置いた1本の羽毛が動かないように横隔膜の中に息を閉じ込めねばならない」とある。また6世紀末の李千乗は「目と掌を閉じて横たわり、２００数えるまで息を止め、そして口の奥から吐け」といっている。

古代中国医術は、呼吸に関するこのような観念を含まなかったので、ヨーガ呼吸法の影響を受けたという推測は容易にできる。ヨーガ呼吸法は少なくとも３０００年以上前から練り上げられてきたと思われるものなので、中国だけでなくイスラム教やキリスト教、仏教などにも影響を与えていると思われる。

ヨーガの8階梯

そのプラーナーヤーマは『ヨーガ・スートラ』というヨーガ経典によると、修行の８階梯の４番目に当たる。アシュターンガ（８階梯）・ヨーガと呼ばれている部分に簡単に触れてみよう。

1　ヤマ（禁戒）

アヒンサー（非暴力）…徹底した非暴力。人間だけでなく、あらゆる生あるものの心を平穏にしてしまう。

サッティヤ（正直）…正直というのもなかなかやっかいである。「私は1度も嘘をついたことがない」といった嘘つき者の小話があるくらい、正直というのは難しい。サッティヤというのは、たとえ方便であっても嘘をついてはいけない、という厳しいものである。

アステヤ（不盗）…盗みをしないことに徹すれば、金銀財宝が自然に集まってくるといわれている。

ブラフマチャリヤ（禁欲）…修行中の者に対する戒律。修行が完成すれば必ずしも課せられない。

アパリグラハ（不貪）…無欲、無所欲という訳もされているように、必要以上の物欲を起こさない、という戒律である。

あくびの働き。

10　ダナンジャヤ・ヴァーユ（ダナンジャヤの気）

全身に偏在。声、音を生じさせる働き。

基本的な呼吸法から徐々に繊細な呼吸法を覚え、さらに熟達すると、ヴァーユのコントロールに辿り着く。一歩いっぽヨーガ呼吸法のテクニックを積み重ねていくと、その「神髄」であるヴァーユのコントロールを身に付けることになる。

ヨーガ呼吸法で「神髄」といえるのはヴァーユのコントロールとケーヴァラ・クンバカの二つだろう。しかし、ケーヴァラ・クンバカのほうは、練習して覚えるという呼吸法ではない。呼吸法のテクニックが究極のレベルに達すると、自然にできるようになる。それに対してヴァーユのコントロールのほうは、私が開発した練習法があるので、基本的な呼吸法から順番に練習していけば、身に付けることができるようになる。

コラム1　**劇団・クラリネット・時計修理の呼吸法**

私が本格的に呼吸法に取り組むようになったのはヨーガ修行を始めてからだが、呼吸法との最初の出合いは、児童劇団「こぐま座」に入ったときだろう。「こぐま座」というのは、日本の喜劇王といわれた、榎本健一氏（エノケン）の主宰する劇団だった。

そこには母の関係で入った。私の母は戦前から戦中にかけて「日劇」に在籍していた。戦後しばらくして、母が偶然に榎本健一氏に再会したのだが、そのとき榎本健一氏に「日劇にいた成瀬さんでしょう」と声をかけられたそうだ。そして榎本氏に「雪が谷で児童劇団をやっているから、息子さんをよこしなさい」といわれたのがきっかけで、私が子役の道に入ることになった。

「こぐま座」ではせりふの稽古のほかに日本舞踊、クラシックバレエ、タップダンス、声楽などの授業があった。滑舌法（早口ことば）、せりふの稽古、コールユーブンゲン（声楽の基礎）など、どれも呼吸のコントロールを伴う必要のあるものだった。

次に呼吸法を必要としたのは、クラリネットを習い始めたときだ。それまで子役として、舞台、ラジオ、テレビ、映画などに出演していたのだが、中学2年のときに、ふと自分の職業について考え出した。このまま劇団にいても、俳優を職業としてやっていくのは、並大抵のことではないと思うようになった。数年間の子役の経験から、俳優というのは、一般に知られているほど華やかで楽な職業ではない、と思った。

当時はステージに立つのが好きだったから、楽器を覚えて職業にすれば、同じようにステージに立てると考え、母に相談して、クラリネットを習い出した。このときの私の音楽の成績は5段階評価の2だったのだから、相当な冒険といえるだろう。中学3年になったときから習い始めたのだが、吹く楽器だから当然呼吸を長くしなければならない。また一瞬のうちに息継ぎもしなければならないので、呼吸をコントロールするテクニックが必然的に身に付いたのだと思う。そして高校3年になると同時に、サキソフォン奏者としてプロミュージシャンの道を歩み始めた。

高校を卒業するとそのままミュージシャンとして仕事を続けたのだが、昼間暇になったので、何か仕事をしようと思った。そして「通信教育で時計の修理技術が身に付けられる」という宣伝記事を見たときに、即座に「よし、これにしよう」と思った。

私は思いつくとすぐに行動に移さなければ気が済まない性格なので、早速その日から時計修理の勉強に取り組んだ。祖父譲りの器用貧乏と、一つのことを始めると熱中してしまう性格が幸いしてか、時計修理の技術はわりと簡単に覚えてしまった。

時計の修理をしていると目が悪くなる。ヨーガを実践しているうえで、目が悪くなるというのは非常につらいことだ。キズミという拡大鏡を片方の目につけて、腕時計のテンプやガンギ車の状態を見たりして調整するのだが、これがとても細かくて目には大きな負担がかかるのである。最近はデジタル時計の出現で、時計を修理に出すということ自体が少なくなったが、当時は結構時計の修理もあった。

時計修理を覚えたことで、呼吸法の重要なポイントを身に付けることができた。それは「息を止める」ということを、ごく自然にできるようになったことだ。細かな作業中はかなりの時間、自然に息を止めていることが多いので、呼吸法の練習をするつもりではないのだが、呼吸のコントロール能力がついた。

息を止めるというのが、呼吸法のテクニックの中で非常に重要なものだということを、そのときには知らなかった。本格的に呼吸法をやり出してから知ったのだが、呼吸法の極意の一つにケーヴァラ・クンバカ（単独の保息）というのがある。それは息を止めるテクニックなのだが、単に息を止めるのではなく、呼吸法の修行を重ねて達人の域に至り、悟りを得るレベルになるとできるとされているのである。

私は1988年に「地上1メートルを超える空中浮揚」に成功したが、それには当然ケーヴァラ・クンバカのテクニックも使われている。時計修理で身に付けた、自然に息を止める、というのがケーヴァラ・クンバカの修得の役に立ったのだと思う。

そう考えてみると、劇団「こぐま座」での滑舌法（早口ことば）、せりふの稽古、コールユーブンゲン（声楽の基礎）や、仕事をしたいがために覚えたクラリネットが、呼吸法の修得に大きな役割を果たしていたのではないかと思う。

COLUMN

2　根源的生命エネルギー　プラーナ

プラーナと気

ヴァーユのコントロール法を身に付けるには、まずプラーナについての理解を深める必要がある。「プラーナ」とは中国の気の概念に通じるもので、身体の内部と外の世界、すなわち宇宙に満ちている生命エネルギーの総称である。プラーナという言葉の複数は生命ということであり、プラーニン（プラーナを有するもの）は生きもののことをいう。

ヨーガでは「宇宙のすべての存在はプラーナで構成されている」といわれているので、たとえば「この椅子は『プラーナ』でできている」という使い方ができる。それに対して

「この椅子は『気』でできている」という使い方は普通しない。したがって一般的に「気」は狭い意味でのプラーナを指すことになる。

しかし以前、井村宏次氏と対談したときに、井村氏が「この椅子は『気』でできている」という使い方もする、といわれたので、そうならば気とプラーナは同じものを指すことになる。本質的には同じものが、使われ方や民族性の違いなどから、少し違ったニュアンスで表現されたのかもしれない。

私はオレンジ色のクルタ（インド人男性の民族衣装）を着ているが、このオレンジ色は太陽と火を表している。太陽は生命エネルギーの象徴であり、火は煩悩を燃やし尽くすための炎を表している。そしてもう一つ、このオレンジ色は人間の血液の中にある根源的な生命エネルギーとしての「プラーナ」の意味合いもある。もっとも「プラーナ」そのものは無色であり、人間の目には白または銀色に光り輝いて見える。

プラーナ粒子を視る

根源的な生命エネルギーの「プラーナ」は神智学によれば、光や熱とは全く異なった別のものであるが、物質界層に出現するには太陽光線に依存しなければならない、とされている。

このプラーナについては、『神智学大要』（A・E・パウエル編著／たま出版）の中で、「プラーナ」は誰でも見られると書いてあるので、その部分を紹介してみよう。

これらの微小球は輝きながら大気の中を無数に活発に動いているので、特に天気のよい日など、そのつもりになれば、誰にでも見られる。太陽の方には向かずに、晴れ上がった空を背景にして5、6フィート前方に目の焦点を合わせると、一番よく見える。それは光り輝いてはいるが、無色なので白光に近い。――中略――

1日のうち活力微小球が一番少ないのは深夜の数時間（午前1時より3時間）で、死亡がこの時間に多いのも一つにはそのためである。夜の12時前の

1時間の睡眠はその後の2時間の睡眠に匹敵するといわれる理由もまたここにある。同じ理由で冬場は夏よりもプラーナの量は少ない。

さらにまた、プラーナは物質界層だけでなく、あらゆる階層に降り注がれているので、情緒も知慧も霊性も陽光がさんさんと降り注ぐ晴天の日が最良の状態に達する。

この「活力微小球」を私は「プラーナ粒子」と呼んでいるが、幼いころから見て楽しんでいた。たしかに誰にでも見ることができるので、気が付いていない人は確かめてみてほしい。

『神智学大要』では5、6フィート（約1メートル50センチ～1メートル80センチ）前方に目の焦点を合わせるとしているが、私の経験からすると、せいぜい20～30センチくらい前方に目の焦点を合わせるほうがよくわかる。

最初は晴天の日に空を仰ぎ、20センチくらい先の空間を注意して見ると、プラーナ粒子がうごめいているのがわかる。少し慣れたら曇りの日でも、室内でも見ることができる。さらにこのプラーナ粒子の活動状態は目を閉じていても確認できる。

晴天の日はプラーナが密集しているので、そこに指を差し入れると、プラーナ粒子が反応するのを確かめることができる。それはプラーナ粒子を見ているあたりに、横から人差し指を入れるようにする。そうするとちょうど砕氷船が氷の海を突き進むように、プラーナ粒子の密集している部分に人差し指が入り込むのを確認できる。プラーナの動きを見ると、明らかに人差し指に対して反応しているのがわかるはずである。これがわかると、プラーナの存在を身近に感じてもらえると思う。

「プラーナの秘密を解く」から

プラーナについて一度突っ込んだ話をしたことがある。1988年2月29日に「プラーナの秘密を解く」と題して五反田の教室で講演したときのことである。その年は閏年《うるうどし》で2月が29日あり、五反田の教室は29日が5週目で休みだったので「じゃあ何かやろう」という、実にいい加減なことからだった。

2月29日は4年に一度しかないので、「4年に一度の内緒話・その第1話」と題して何か話そうということになり、それなら滅多に話さないような話がよいというので「プラーナの秘密を解く」になった。そのときの話を少し紹介してみたい。

ある程度、濃いというか深いというか、そういう話ができたらいいなと、思っています。その濃い部分、深い部分というのは、なるべく、僕の今しゃべっている雰囲気とか呼吸の状態とか、表情のちょっとした変化とかと、言葉が合わさった状態で理解してもらいたいんです。それじゃないと、深い部分とか濃い部分とかはつかめないと思うんです。

プラーナを人間の体に取り込むことによって、生きて、生活できて、死ぬこともできる。死ぬ、っていうのも、プラーナが必要なんです。死んだらいらないかもしれないけど、死ぬっていうのには、プラーナが必要です。で、生まれる前から、生まれて、生きて死ぬときまで、肉体を持ってる人間にとって、プラーナを使うということは、一時たりとも休むわけにはいかないんです。

たとえばある本からの抜粋なんですけど、それをちょっと読んでみます。

『神について説明するのが困難であるように、プラーナが何であるかを説明するのは難しい。プラーナは、宇宙のあらゆるところに充満しているエネルギーである。それは、物理的、頭脳的、精神的であり、知的エネルギーであり、宇宙エネルギーである。すべての振動エネルギーは、プラーナである。熱、光、重力、磁気、電気もプラーナである。プラーナはすべてのものに含まれ、潜在しているエネルギーであり、危険なときには最高に放出される。プラーナは、すべての動きの前に、まず動く』

プラーナはすべての動きの前に、まず動く。何かの本を読むときに、チェックポイントっていうのを見つける必要があります。こういうふうにバーッと読んでいったときに、どこでひっかかるかな、って、まず思うといいです。いま二重に読んだところ、ここはひっかかるところですね。『プラーナは、すべての動きの前に、まず動く』こういうチェックポイントだけ、きちんとおさえておくと、本を読んだときに濃い内容をつかめます。『プラーナは、創造し、保護し、破壊するエネルギーである』というのは、ヒンドゥー教のブラフマー、ヴィシュヌ、シヴァという三大神との対応で出てきてますね。『プラーナは、あらゆる知識の根源である』『活力、力、生命力、生活、精神、それらはすべてプラーナである。ウパニシャッドによれば、プラーナは、生活と意識の基本である。プラーナは、魂であり、神である。プラーナは、宇宙のすべてのものの生活の呼吸である。宇宙のすべての存在は、プラーナによって生き、死ぬときは、宇宙の呼吸に溶解する。プラーナは、人生という車輪の中心である。すべてのものは、プラーナの中で存在する。プラーナは、太陽、雲、風、地および、すべての物質に充満している。プラーナは、存在であり、無存在である』

この『存在であり、無存在である』というのはあまり薄っぺらに理解しないほうがいいです。言葉の裏があるから、裏をある程度見ないとね。

プラーナという知識は資料を見たり本を見たりすれば、ああプラーナってこういうもんだなって、ある程度理解できます。しかし、自分が見る、もしくは自分が感じることができるプラーナっていうのは別です。たとえば、「あなたにとってのプラーナって、どういう味がしますか？」と聞かれた場合、どう答えられますか。やわらかさ、硬さとか、どんなにおいかとか、触ったときの感じはどんなかとかですね、そういう肉体感覚として、プラーナというものを感じられるか感じられないかというのは、今のような知識とは別のものです。そのへんを肉体感覚としてつかめてくると、プラーナというのがあるんだな、というのがわかってくるんです。肉体感覚としてつかめないうちは、知識でどんなにわかっても、全くわかってないのと一緒だと思ってください。

プラーナを体感する

ここで私のいっている「肉体感覚としてつかむ」というのは非常に重要なことである。ハタヨーガ、呼吸法、瞑想など、すべて肉体感覚としてつかまなければ、本当に理解したことにならない。

たとえば、アフリカの原住民で日本食を食べたことがない人たちに、きつねうどんの味を説明しても、まず理解してもらえない。わかってもらうには、実際にきつねうどんを食べてもらう以外にはない。

プラーナの感じがつかめる、というのは、うどんを「食べた」のと同じだといえる。夢の中でうどんを食べているのと、実際に食べているのとの感覚の違いとか、食べるまねをするのと実際に食べているのとでは全く違う。

「これがプラーナの感じかな？」という人が多い。体の中の感覚でも、外の感覚でも、「これがプラーナの動きかな？」というように疑問符が付いた場合は、うどんを「食べた」状態とはいえない。食べるのを想像しているとか、夢の中で食べている状態である。ところが実際にプラーナを体感として感じるときは、疑問符が全く付かない。

疑問を挟む余地が全くないのが「体感」である。漠然とした理解しかされていなかった「プラーナ」が、知識ではなく、肉体感覚でしっかりとつかめることで完全に理解できるようになるのである。

プラーナを取り込む

プラーナは「宇宙に満ちている生命エネルギー」なので、私がＡさんから取り込むということができる。「人の気を奪う」とか、「自分の生命エネルギーを与える」というのがそのことである。

ただしプラーナを体感として感じられるようになると、人だけでなくあらゆる物質に対してプラーナを取り入れる、プラーナを与えるということが可能になってくる。対象が人でもたとえばマイクロホンでも、すべてがプラーナでできているから、その意味では同じなのである。

すべてはプラーナでできているから、何からでもプラーナを取り込めるし、何にでもプラーナを与えることができる。しかし、Aさんからプラーナを取り込んだときと、マイクからプラーナを取り込んだときとでは違う。まず、感じが違う。簡単にいうと、粘りつけが違う。感触が違うともいえる。それは、逆に与えた場合でも同じである。人からプラーナを取り込む場合と、たとえば自動車のような金属の硬いものから取り込んだ場合と、全然違う。

といっても、わかりにくいかもしれないが、たとえば花に自分のプラーナを注ぎ込むと花が元気になるということがある。植物とも、心の交流というのがある。その「心」というのも、プラーナなのである。心だけではなく、精神、魂、全部プラーナなのである。

もっと一般的な例でいえば、普段愛用している持ち物には、その人のプラーナが少しずつ入り込む。だから「愛着が生まれる」のである。自分の愛用してるもの、持ってるものには、愛着が生まれる。

それから、その人の肌に馴染んでくる。肌に馴染むというのは結局、プラーナの交流があるということである。だんだんその人のいうことを聞いてくれるようになる。持ち主のプラーナの構成要素の性質がその持ち物に残る。それを長年持っていれば、かなり、その持ち主の性質を受け継ぐようになる。

たとえば、ほかの人がしている時計をはめたときには、なんとなく違和感があるが、自分のをはめているときには、全く違和感がないというようなことである。すべてのものがプラーナでできているから、自分がプラーナを取り込むというときは、物を限定する必要はない。人間でもよいし、壁でもよいし、何でもよい。

そのときにどういう感じがするかというのが、まず第1ヒントである。感性を磨いていくとその品物とか人を構成している要素、つまり分子、原始、素粒子、などのもとになっているのがプラーナ、ということが肉体感覚としてつかめるようになる。プラーナを理解するために感性を磨くには、ヨーガのプラーナーヤーマを覚えるのが最良の方法である。

コラム2　**素潜りの世界記録**

スクーバダイビングを始めた関係で知ったのだが、素潜りの世界選手権というのがあり、ヨーロッパでは大変人気のあるスポーツだという。1976年11月23日にジャック・マイヨールが、人間には不可能だとされていた水深100メートルの閉息潜水（素潜り）世界記録を達成したことから始まった。このときは総潜水時間が3分40秒かかっている。

そして1983年10月19日に再びジャック・マイヨールが、総潜水時間3分50秒をかけて水深105メートルの世界記録を達成したが、このときジャック・マイヨールは56歳だった。ジャック・マイヨールはヨーガの呼吸法や瞑想法、逆立ちなどをマスターし、精神力、集中力を高めた結果、この世界記録が達成できた。

その後アンジェラ・バンディ（107メートル・イタリア女性1961年生まれ）、フランシスコ・フェレーラ・ロドリゲス（112メートル・1989年11月2日・総潜水時間3分3秒）、（115メートル・1991年7月6日・総潜水時間2分47秒）を経て、ウムベルト・ペリザリが2001年11月3日に131メートルを達成した。

フリーダイビング（素潜り）競技は、深く潜る、遠くまで泳ぐ、長時間呼吸を止める、という三つの要素で競われる。現在では以下のような種目で競われている。

・CWT（コンスタントウエイト　ウィズフィン）世界記録130メートル
水中のロープに沿って深く潜る。足ひれあり。

・CNF（コンスタントウエイト　ウィズアウトフィン）世界記録102メートル
水中のロープに沿って深く潜る。足ひれなし。

・FIM（フリーイマージョン）世界記録125メートル
水中のロープを引っ張ったりするなど利用して潜る。足ひれなし。

COLUMN

・DYN（ダイナミック　ウィズフィン）　世界記録３００メートル
水平方向に遠くまで泳ぐ。足ひれあり。

・DNF（ダイナミック　ウィズアウトフィン）　世界記録２４４メートル
水平方向に遠くまで泳ぐ。足ひれなし。

・STA（スタティック　アプネア）　世界記録11分35秒
水中で息を止め続ける。

・VWT（ヴァリアブルウェイト）　世界記録１４６メートル
おもりを利用して深く潜る。足ひれを使用して浮上する。

・NLT（ノーリミッツ）　世界記録２１４メートル
深く潜るために制限なし。おもりで潜り、風船で浮上するのもあり。

２００５年の本書の初版時は、《ウムベルト・ペリザリが非公式ではあるが7分2秒という息こらえの世界記録を出している。公式の息こらえの世界記録は、６分40秒を出したミッシェル・バデルという53歳のストラスブルグ大学助教授だという。》

こういうデータだったが、２０１９年には、11分35秒という記録に変わっている。水中で6分以上潜っていられれば水深３００メートル以上潜れる可能性があるという。ウムベルト・ペリザリが開発した息を長く止める練習法というのは、まず、水中に1分30秒潜って陸に上がって1分間休む。そして、また1分40秒潜って、陸で1分間休む。というようにして潜る時間を少しずつ増やしては休み、潜っては休むという方法で練習する。それを1日に何百回も練習して徐々に水中に潜っている時間を長くしていく。そうしてペリザリはコンスタントに6分3秒まで潜っていられるようにしたそうだ。

15分という時間、息を止めておけるという話は私も聞いたことがある。しかし、その手の話は「長い」という言葉の代わりに「15分」という数字を使っていることがあったりするので、あまり信用ならない。現時点で信用できるのは、11分35

COLUMN

秒という記録だろう。

この「息を長く止める」というのはヨーガ呼吸法の目的とピッタリ合致している。代表的なヨーガ経典『ヨーガ・スートラ』の編者とされているパタンジャリは「プラーナーヤーマは息を吸うことと吐くことの動きを停止することであり、それはアーサナが実現された後に得られる」としている。

なお、素潜りではないが、スクーバダイビングの場合、ベテランになると不必要に息を吐くことが全くなくなるし、水中では、無駄な動きを一切しなくなる。最も有効な動き方しかしなくなる。これはハタヨーガのベテランと同じ技術だ。また「中性浮力」といって、水の中で沈みも浮き上がりもしないで同じ深度にとどまっていられる状態が、私の「空中浮揚」の感覚と似ている。この感覚は夢の中や、宇宙飛行士が無重力状態を体験するときでもなければ経験できないだろう。

COLUMN

プラーナを食べる

日本はグルメブームだが、その分、病人や半病人を大量生産している。世界中のありとあらゆる食べ物を食べていて、健康でいられるほうがおかしい。日本には日本に合った食べ物があるし、地方によっても少しずつ違う。それはその地方の気候や、採れるものによって微妙に食卓に並ぶものが違うからである。

一つの国や一地方特産の食べ物は、何世代にもわたって食べ続けられてきたので、その地方の人にとっては重要な食料である。たとえば、30歳の人は二十数年間その地方独特の食べものを食べ続けてきたのだから、その人が生きていくのにその食べものが重要な役割を果たしている。それを、いきなり全く違う食傾向にしたら、体に悪影響が出るのは当然のことだ。健康法や美容法で始めた自然食や菜食が長続きしないのは、そのあたりにも原因があると思える。

それまでステーキを毎日食べていた人が、いきなり菜食にするのはよいとは思えない。ステーキを食べたいという思いが頭の中にあるのに、無理に我慢して菜食にすればストレスが溜まり、精神的に悪影響があり、せっかく食べている菜食もろくに栄養にならない。

それよりはステーキが食べたくなくなった結果、菜食になっていくというほうが自然である。

イヌイット（エスキモーと呼ばれている人）の肉食もインド人の菜食も、何世代にもわたって続けられてきたものなのである。健康法で自然食や菜食を実施するなら、せめて10年以上続ければ少しは菜食傾向の体質になるだろう。

ステーキが人間の死骸と同じように思えれば、菜食になるのは簡単である。あるいはインド人のように牛を神様だと思えば、食べられなくなるかもしれない。神聖な神様を食べてしまうほど勇気のあるインド人は、ほとんどいないのだから。

とはいっても、今すぐにそんな宗教心が芽生えるわけではないので、少なくとも「自然の摂理」に従う、という意味の「自然食」を心がけるべきだろう。

イヌイットの肉食も、栄養学的に見れば極端に偏ったバランスの悪い食事ということになるだろう。また私のようにほとんど穀物しか食べていないのも、常識的には栄養失調で死んでしまってもおかしくないはずである。

それなのに元気に動き回れるのは、食べもののもとを構成しているプラーナを摂取しているからなのである。牛や羊が1種類の草だけで生きていられるのも、同じように草を通してプラーナを摂取しているからなのである。

仙人がかすみを食べて生きているというのも、プラーナを摂取していることを指しているのである。ヨーガのプラーナーヤーマに熟達して、プラーナを栄養として取り入れることができるようになると、本当にプラーナだけで生きられるようになる。

拙著『空中浮揚』でも紹介したが、インドのギリバラという女性の行者は、50年以上も飲まず食わずで元気に活動していたそうである。ギリバラは「或る種のマントラの使用と、普通の人にはできないような難しい呼吸の実修から成っております。薬や魔術は全然用いません」といっている。

その飲まず食わずで生きられる技術のうちの「普通の人にはできないような難しい呼吸」だが、これはたぶん「ケーヴァラ・クンバカ」と「ヴァーユのコントロール」「クリヤー・プラーナヤーマ」などのテクニックではないかと思われる。

ケーヴァラ・クンバカは、あるレベルに達すると自然に身に付くといわれているので、教えられるものではない。ヴァーユのコントロールとクリヤー・プラーナーヤーマは、第4章「超越的な呼吸法」の中に書いたので、それを手がかりに練習すれば体得できるだろう。そのためには第2章の「基本的な呼吸法」から順にしっかりと練習してほしい。

コラム3　**フルーツ・ババと飲まず食わずの行者**

インドには「フルーツ・ババ」という名のヨーガ行者がいる。名前のとおりフルーツだけしか食べないで修行を続けているのだが、この程度の偏食は日本でも女性がダイエット法としてやっているようだ。ただし、修行ではないのでたいていは体調を崩してやめてしまうことになる。だいたい日本では、フルーツは体を冷やすので食べないほうがよいとされている。

しかしインドは気候も風土も違うので、むしろ体を冷やすフルーツなどを食べたほうが健康にはよいし、またインド人はよくフルーツを食べる。フルーツ・ババは美容法ではなく修行としてやっているので、当然途中で止めてしまうようなことはないのだが、日本人はこういう極端な偏食は、美容や健康のためにはやらないほうがよいだろう。

大正時代に長南年恵という人は、14年間以上も飲まず食わずで生活していたというし、インドのギリバラという女性のヨーガ行者は、やはり何も食べず1滴の水も飲まずに50年以上も元気に暮らしていたと証明されている。無論、美容法や健康法でやっていたわけではないのは、いうまでもない。

牛や豚の肉を食べないことで知られているのがインドである。インド人と牛に関して興味深い話がある。だいぶ前のことだが、インドで何百人も死傷者を出すという列車事故があった。たしか鉄橋の側で急ブレーキをかけたために脱線転覆したのだと記憶している。

運がよいのか悪いのか、その運転士は助かり裁判にかけられたという。日本なら業務上過失致死罪で実刑判決を受けるところだが、何とその運転士は無罪釈放になったのである。数百人の死傷者を出す事故を起こして無罪というのは、日本なら絶対にありえない。執行猶予がついたにしても、少なくとも無罪というのは考えられないことである。

ではなぜインドの運転士が無罪になったかというと、宗教上の理由だったのである。といっても、列車事故を起こしても罪にはならないという宗教があるのではない。なぜ彼が急ブレーキをかけたかというと、線路に牛が寝そべっているのを見つけたからであり、彼は敬虔なヒンドゥー教徒だったのである。

ヒンドゥー教ではナンディという白い牡牛がシヴァ神の乗りものとされ、敬われて神として扱われている。インド中どこを旅しても白い牛は優遇され、道路で寝そべっていたら車のほうが避けて通る。その神聖な牛が線路に寝そべっているのを見つけたので、列車の運転士は迷うことなく急ブレーキをかけたのである。それはヒンドゥー教徒なら当然の行為なので、宗教心が篤いという判断から無罪になったというわけなのである。

日本人がインド旅行をするときには、そういう宗教上の習慣には気を付ける必要がある。たとえば牛の絵が書いてある缶詰をインド人の前で食べたとしたら、文句をいわれるどころか、場合によっては命の保証ができないということを知っていたほうがよい。インドの人にとっては、それほど自分の宗教が大切なのである。宗教心が篤いのも事実だが、臨機応変な面もインド人の一部にはある。というのは日本に来るインド人の中には、ビーフカレーやビーフステーキを食べる人もいる。その人は宗教心がないかというと、そういうわけではないようだ。ちょっと変な理由なのだが、日本の牛はヒンドゥー教ではないので神聖な神様ではない、というのである。神様でない牛なら食べてもよいというわけなのだ。まあしかし、ほとんどのインド人は日本に来てもビーフカレーは食べないようだ。

COLUMN

４　健康維持と呼吸法

気功とヨーガ

一時期気功法が流行し、ヨーガを指導している私も「気功とヨーガは違うんですか」とか、「気功法とヨーガを一緒にやってもいいのですか」などといった質問を受けることが多かった。

ヨーガは本来解脱を得るために開発された手段なので、気功とは違うが共通する要素はある。「気」とヨーガでいう「プラーナ」はほぼ同じ性質のものを指す。「気を練る」気功と、「プラーナをコントロールする」ヨーガは似た部分がある。

また、気功法とヨーガを一緒にやっても、混同さえしなければ問題ない。本人の内部でちゃんと整理されていれば、一緒にやっても差し支えない。

気功法も流行ったことがあるし、ヨーガは現在流行っているが、ブームというのはどんなものでもそれなりの功罪がある。気功法がブームになったときも、雨後の竹の子のように気功法教室ができて、昨日までジャズダンスの先生だった人が、今日から気功法の先生に変身した、というような話を随分聞いた。そういう教室はブームが去って儲からなくなると、さっさとエアロビクスの教室にしてしまう。ブームが去ってしまうと昨日までのヨーガ講師はエアロビクス・インストラクターに早変わりしてしまう。

医療気功

日本で行われているのは、だいたい軟気功と呼ばれる「医療気功」である。これは治療者が患者に向けて気を出して治療するのだが、たまたまテレビで見た中国の一流気功師の例にこんなのがある。

その気功師は小さいころから気を練る修行を何十年も続けて、中国でも数少ない一流の腕前だという。治療をする日は早朝に起きて、気を練る鍛練を最低6時間はするという。したがって治療は午後ということになる。しかも1日に治療できるのは5、6人が限度だそうだ。

このテレビを見たときに、私は「そうだろうなぁ」と思った。医療として認められるほどのものなら、このぐらいの鍛練を積まなければ無理だと思う。効く人もいるが、効かない人もいる、というのでは治療にはならない。少なくともほとんどの人に効果があるというぐらいでなければ、「治療」にはならない。

それほどの達人が日本に何十人も何百人もいるとは考えられないので、本格的な気功治療を日本で受けるのは難しいだろう。治る場合もあるし、治らない場合もあるという程度のものだからブームになるのだと思う。それが前述の中国の気功師レベルを目指したものなら、とてもブームになどならないだろう。太極拳やヨーガも同じようなことがいえる。どちらも本格的にやろうとしたら、並大抵の努力では済まないものなのである。

手当ての効果

さて、気を流したり手を当てたりして病気や怪我を治すのは、紀元前から行われていたことなので、効果があるのは確かなことである。気功もそのうちの一つなので、当然治療効果はある。私もごくたまにそういう手当てをすることがある。

あるときヨーガを指導していて、生徒の1人が私の目の前で足首を痛めてしまった。とっさに私がその痛めた部分に手を当てて、数分間ピュアーな状態を保ってから手を離した。次の週にその人が来て「ありがとうございました」とお礼を言われ、「いやぁ、すごいもんですねぇ。絶対に痛めたはずなのに、次の日にはほとんど治っていました」と報告された。その人は鍼灸師なので、どの程度痛めたかについては専門家だからよくわかっているので、なおさら「手当て」の効果に驚いたのだと思う。

こんなことを書いて、私が自慢しているのだと勘違いしないでほしい。これは誰にでもある能力なのだ。子供が「お腹が痛い」と訴えたら、母親はとっさにその子のお腹に手を当ててしまうのと、同じことをやっただけなのである。私は「治療してあげる」とか「治りますように」と考えたのではなく、純粋に手を当てて「ピュアーな状態を保った」だけなのである。

子供が急病で泣き出したときに、とっさに手を当ててしまった母親が、「私が治療してあげる」「治りますように」と考えるだろうか。たいていは何かを考える間もなく、手を当ててしまい、そのあとは「どうしよう」「困ったな」とおろおろするのが普通だろう。

ところがそれでよいのである。「治療してあげる」とか「治りますように」などという思いは、本来の治療効果を妨げる余計な波動でしかない。

たしかに「治りますように」という思いは伝わるのだが、最も強い治療効果のあるのは、そういう想念よりも「純粋なエネルギー」なのである。「治りますように」という言葉、または思考の形をとったエネルギーは、もう一度純粋なエネルギー状態に戻さなければ確かな効果が得られないので、二重のロスが出ることになる。

本能的な行為には最も強いパワーがある。「火事場の馬鹿力」などはそのよい例である。余計なことを考える暇もなく行動が先に出てしまうと、驚くほどのパワーが出せるものなのである。

私は思考を停止させるテクニックを身に付けているため、とっさのときに「ピュアーな状態で手を当てる」ことができるので、顕著に効果が出るのだと思う。この「思考を停止させるテクニック」も、ヨーガ経典の記述を超える呼吸法の極意といえるものである。

しかし、だからといって積極的に「治してあげますよ」ということはしない。別に意地悪をしているのではなく、必然性がないからだ。

インド医学「アーユル・ヴェーダ」

「治療」という行為は責任を伴う。とっさに手を当ててしまうのは別だが、「治してあげますよ」といって行った行為には、最後まで責任がかかってくる。そのあたりの考えもなしに、安易に気功法を他人に使うのはあまりお勧めできない。

そのときは治ったような気がしても、結局治っていなければ、「治してあげますよ」といった人は責任を取る必要が生じてくる。私がもし関わったとしたら、どこまでも責任を取らなければ気が済まないので、安易に「治してあげますよ」といわないのである。本当に必要が生じたときでなければ、他人の健康を操作するつもりは私にはない。

その意味で責任ある治療をしているのはアーユル・ヴェーダというインドの医学だろう。

このアーユル・ヴェーダというのは流行のものではなく、本来のもののことだ。ちゃんとしたアーユル・ヴェーダの医者は、まず患者の生活習慣を細かく聞き出す。患者の食生活から人間関係や性格などを、できる限り把握することで、病気の真の原因を探り出すことができる。

患者の生活を知ったうえで、生薬を中心とした処方を出して、毎日の生活の改めるべき点を丁寧にアドバイスする。つまり病気を根本から治療するのである。

西洋医学的な考えでは、腫瘍や機能の低下している臓器に病気の原因を求めるが、病気の本来の原因は生活習慣にある。腫瘍ができた原因は、偏った生活態度や生活習慣であり、内臓の機能が低下するのも、その人の生活習慣の悪さからくるのである。

本来の正しい医療とは、そういった患者の生活習慣を改めさせるとともに、治療をするものなのである。

治るための積極的な方法

「誰かに治してもらう」というのと「治る」というのは違う。たとえば、Aさんが500万円の借金を抱えて困っているとする。サッと500万円を貸してくれるローン会社を見つけてくれるのが、西洋医学的な方法である。痛んだら痛み止めの注射を打つようなものである。そのときは楽になるが、ローンの返済でもっと苦しむことになる。

裕福な親戚に頼みこんで、500万円を出してもらうのが、民間療法的な方法だ。「アッと驚く紅茶キノコの効果」「ハゲの特効薬101」といって、驚くべき効果があった例を取り上げるようなものである。親戚にポンと500万円出してもらえば驚くべき効果だろうが、そんな親戚は滅多にいない。いまや紅茶キノコも101も忘れ去られてしまっている。

こういう西洋医学的方法や民間療法的な「誰か（また何か）に治してもらう」ものは、痛みの原因を治さなければ、また痛むことになる。Aさんが酒乱でギャンブル好きだったとしたら、またすぐに借金を作ってしまうだろう。

500万円の返済方法を考えてあげるとともに、Aさんの酒乱とギャンブル好きをやめさせるようにするのが、アーユル・ヴェーダ的な方法である。「治してもらう」よりは「治る」方向へ向けさせるものである。

そして、ヨーガ呼吸法は「治る」ためという考え方からすれば、最も積極的な方法である。他人から治療してもらったり、他人に治療したりする気功法は、効く場合もあるが効かない場合もあるということを知っておくべきだろう。効く場合でも、本当に気功法の効果の部分と「イワシの頭も信心から」という部分の両方がある。

ヨーガ呼吸法をちゃんと続けていれば、少なくとも大過なく天寿を全うできるはずである。

コラム４　肥満と病気

肥満体形の夫婦の子供は、たいてい肥満児である。それは太りやすい家系で遺伝だからしょうがない、という話も聞くが私はそうは思わない。肥満体形の夫婦は、カロリーの高い食事をたくさん食べる。子供も当然同じ食事をするので、肥満児になるのは当たり前のことだと思う。

肥満体形の夫婦の子供でも、全く違う食生活をしていれば、確実に親とは違った体形になるだろう。ところが子供は親の作ったものを食べて育つし、親の食べ方をまねして育つ。たくさん食べる親の子が、たくさん食べるのは自然であり、それが当たり前だと思う。成長期の子供は、しっかり栄養を取る必要があるのだが、肥満児になってしまうのは、明らかに食べすぎだ。

私と母と祖父は、同じように痩せ形の体形をしている。祖父も母も食が細いので、当然私も小食になり、それが当然だと思って育った。育つ環境次第で、体形も性格も変わるものだと思う。戦時中には肥満児などほとんどいなかったのを見ても、肥満体型が遺伝だとは思えない。

大人になってからは、肥満になろうが病気になろうが、食べものの選択はすべて自分自身の責任になる。また女性は結婚して母親になると、肥満ぎみになるケースがあるが、この場合もやはり責任は自分自身にあるだろう。

中年からは、糖尿病や高血圧などの成人病やガンなどの心配も出てくるが、これも誰の責任でもなく本人の問題だと思う。自分の体の状態を冷静に繊細に観察する能力があれば、体の内部から危険信号が出ているのが、的確につかめるはずである。

私のヨーガ教室に通ってくるような人は、自力で健康管理をしようという前向きな考えがあるので、だいたい健康的である。しかし薬や物や誰かに頼って、健康を維持したいと考えている人は、その考え方そのものが不健康だといえる。

自分の健康は自分で責任を持つという考えがなければ、健康的な生涯は送れないだろう。死ぬ瞬間まで自分と自分の周りに起こる事柄は、すべて自分自身で解決しなければならない、ということを知ったうえで毎日を過ごすのが、最も正しい生き方だろう。

COLUMN

5　ヨーガ経典を超える

混同されがちな記述

ヨーガ行者はヨーガ経典を絶対視する。だが経典が必ずしも正確とは限らない。経典の記述のために混同されがちなのが、カパーラ・バーティ・クリヤー（頭蓋光明浄化法）とバストリカー・プラーナーヤーマ（ふいご呼吸法）である。代表的なヨーガ経典の『ハタヨーガ・プラディーピカー』（佐保田鶴治訳）からその問題の箇所を書きだしてみよう。

二・三五　「カパーラ・バーティ」鍛冶屋の使うふいごのように、すばやく交代する呼吸がカパーラ・バーティといわれるもので、粘液質の過剰からくる疾患を消す。

二・五九　「バストリカー」清浄な両足を両方の股の上に置いて坐る。これが蓮華坐（パドマ・アーサナ）であって、すべての悪を亡ぼすことができる。

二・六〇　智者は蓮華坐を正しく組んで、正身端坐し、口を閉じ、力を込めて、息を鼻孔から吐く。

二・六一　その際（吐く息が）音を立てて心臓、喉、頭部にまで触れるようにして吐く。そして、すばやく、心臓に達するまで息を吸うべし。

二・六二　再び同じ仕方で息を吐き、そして息を吸い、これを繰り返すこと、あたかも鍛冶屋がふいごを力を込めて踏むがごとくである。

バストリカー・プラーナーヤーマのほうは、バストリカー＝ふいご、という名前のとおりでよいのだが、カパーラ・バーティ・クリヤーに「ふいごのように、すばやく交代する呼吸」という表現があるのが、問題点である。

この部分のためにインドのヨーガ行者の中にも、カパーラ・バーティ・クリヤーとバストリカー・プラーナーヤーマを同じテクニックにしているケースがある。しかし実際に修行してみればわかるのだが、この二つの呼吸法は明らかに違うテクニックである。そのテクニックに関しては、カパーラ・バーティ・クリヤー（192頁）、バストリカー・プラーナーヤーマ（198頁）に詳しく紹介しているので、ここでは省かせてもらうが、経典の記述を鵜呑みにするのは、避けるべきである。

経典の記述を理解するには

しかし、ヨーガ行者にとっては、経典は修行のうえでの重要なガイドブックである。そこで経典を読むというよりは、洞察する能力が必要になってくる。それには、自分の呼吸法のレベルを、経典に示されている修行法がすぐできるぐらいにしておく。

そして、経典が編纂された紀元前4世紀から紀元後4世紀ころのヨーガ行者がしていた修行の内容を、経典の記述から洞察する。経典に示されている技術を、自分の持っている技術に照らし合わせて実践するのだから、単に文章を理解する程度では無理である。たとえば『シヴァ・サンヒター』に「調気（＝呼吸）の4段階」という項目がある。

三・四八　「アーランバ段階」調気の最初の段階においては、行者の身体が汗ばみ始める。汗が出たならば、それを身体に塗りつけるべし。さもないと、身体の中の根本成分がなくなる。

三・四九　調気の第2の段階においては、戦懐（震え）が起こり、次の段階では蛙のように飛び歩くと説かれている。さらに修習が増強されると、空中歩行ができるようになる。

ここには、調気の4段階の最初の「アーランバ段階」の中での修行の進み具合を、まず汗ばみ始め、次に震え出し、その次には蛙のように飛び歩く、そしてさらに修行を積み重ねると空中歩行ができる、と説明されている。この記述を読んだときに、自分の持っている技術に照らし合わせなければ、理解することができない。

自分が実践している呼吸法の中で、まず汗ばむようなものを探し、試してみる。次に震え出すようなものを探し、試してみる。そして蛙のように飛び歩くようになる呼吸法を探し、試してみる。

同じ結果になる呼吸法が何種類かある場合は、直感と洞察力に頼ることになる。そういう方法で経典を解釈していった結果、私の「地上1メートルを超える空中浮揚」が完成したのである。

「直感と洞察力に頼ることになる」といったが、具体的には経典が編纂されたころのヨーガ行者の意識状態に合わせるのである。

ヨーガ経典は主に、紀元前4世紀から紀元後4世紀ころに編纂されている。ということは、その当時は、経典に書かれてあるような修行法が盛んに実践されていた、ということである。当然、経典に書かれてある修行法は、多くのヨーガ行者たちが実践してきたもののエッセンス、ということになる。

そのことが「ヨーガ経典を洞察し、経典を超える」重要な鍵になる。つまり「ヨーガ経典」に自分の意識を合わせようとするのではなく、「ヨーガ行者」に意識を合わせるということである。しかしヨーガ行者に意識を合わせる、といってもどうすればよいのかわからないかもしれない。

そのあたりをもう少し説明すると、瞑想のテクニックで自分自身が昔のヨーガ行者そのものになってしまい、そこで修行している行者たちに同化するのである。そうすると、ヨーガ経典に書かれてある修行法が、実際にはどういうテクニックだったかがわかってくる。この場合にも、多くのヨーガ行者たちの中から、自分のしている修行と同じようなテクニックを使っている人に、意識を合わせることになる。

昔のヨーガ行者の側に坐る

「自分自身が昔のヨーガ行者そのものになる」という、私の瞑想テクニックの説明をしよう。私は一瞬で昔のヨーガ行者たちの修行している側に坐ってしまうのだが、それでは説明にならないので、その「一瞬」の間にどういうことをするかの説明をする。

まずわかってほしいのは、「地球上の大気は循環している」ということである。今私の前を秒速1メートルで通り過ぎた「大気」は、1日後には86キロ先へ行ってしまう。大気の流れが一定だと仮定して考えれば、86キロ先の大気は、逆に1日前に私が触れていたもの、ということになる。

つまり、大気の行方を追いかければ、過去に遡ることになる。しかも大気は、はるか昔から循環し続けているのだから、昔のヨーガ行者の接していた大気にまで辿り着ける。しかも都合のよいことに呼吸法というのは、大気の流れの一部を取り込むテクニックなのである。大気の流れを遡っていけば、昔のヨーガ行者の呼吸の動きに辿り着けるのである。このテクニックの練習法は「呼吸の行方を追う」（２３０頁）を参考にしてほしい。活字にして順番に辿っていくと、気が遠くなるほどの長さなのだが、「瞑想」はそれを一瞬でクリヤーしてしまう。

昔のヨーガ行者の呼吸法を探る

そうして「昔のヨーガ行者の側に坐った」私は、まずその行者の呼吸の音に注意を向ける。そうすると、その音から呼吸法の種類と、その行者のレベルがわかる。呼吸の音を出さないようにする呼吸法もあるのだが、その場合でも注意深く観察すると、鼻（または口）

から出入りする音が聞こえるので、それでどんな呼吸法なのかわかる。

ごく稀に、その細かな音も感じられない呼吸法をしている行者を見つけることがある。その行者はヴァーユのコントロール（２３０頁）を身に付けているレベルの高い、呼吸法の達人である。

音も感じられないのになぜわかるのかというと、「呼吸をコントロールしている」明らかな意識を捉えることができるからである。

ところが、その意識さえも感じられない場合もある。それなのになぜ行者の存在がわかるのかは、視覚的に捉えられるからである。昔のヨーガ行者の修行している姿がどう見えるかというと半透明状態で見える。ちょうど最近のテレビコマーシャルで使われるＣＧ画面にある、物体を透明なように見せるのと似ている。

その「意識さえも感じられない」行者を、視覚的ではなく捉えるべく努力する。そうしなければ、その行者が一体何をしているのかが、つかめないからである。私自身もさらに瞑想を深めていくと「その行者を探る」という意識さえもだんだん消えていく。私自身の呼吸もほとんど動かなくなり、内的完全呼吸法（２１３頁）をしていることだけが自分でわかっている。

それでもしばらくは、なんの変化もなく時間が経過する。いつしか自分の細胞の存在がだんだん大きくなり出していた。そしてある大きさ（どのぐらいの大きさかは絶対に書けないのだが）になったときに、目の前の「その行者の坐っている」あたりに、私と全く同じ大きさの細胞が存在していた。

その瞬間に「意識さえも感じられない」行者がやっていたのは、「ケーヴァラ・クンバカ」（単独の保息）であることが判明した。

経典を超える

このように自分の持っているテクニックを通して探っていくのだから、経典が編纂されたころの「同じようなテクニックを使っている人」というのが重要である。経典が編纂されたころにも、当然私と同じように完成度の高い「空中浮揚」に成功していたヨーガ行者はいたのだが、それは非常に少なかった。キリストやブッダが空中に浮いたり、水の上を歩いたり、という奇跡を示して人々を帰依させたぐらいだから、希有な存在だったと思える。

ということは、そこまでに至らない行者のほうが多かったのだから、そのレベルのヨーガ行者のテクニックも経典に記載されていることになる。だからカパーラ・バーティ・クリヤーのように、完成度の低いまま記載されるケースも出てくるのである。

経典を鵜呑みにしていては「超える」ことはできない。経典の中の完成度の低い記述をしっかりと見分けられて、自分の持っているテクニックを通して探っていけば、「経典を超える」ことができる。

ヨーガ呼吸法も、いろいろな本に数多く紹介されているが、そのすべてを練習する必要はない。数多くの呼吸法の中には、完成度の低い呼吸法や、あまり効果的でないテクニックの呼吸法や、特殊な人にしか合わない呼吸法などがある。

そういう呼吸法をやみくもに練習しても、よい結果が得られないのはわかるだろう。数多くある呼吸法の中から、本当に必要であり、完成度も高いものを選んで私が作りあげたのが、次章以降で紹介する呼吸法である。

コラム5　私のガン対策

私は常々ガンに罹ったら、インドの聖地巡礼に出るか、チベットで五体投地をしながらカイラス山へ行こうと思っている。むろんそのまま病状が悪化して死んでしまうかもしれないが、少なくとも病院で死を迎えるよりは、はるかに人間的であり、悔いが残らないと思う。そして、今までの生活のすべてを捨てて巡礼に出ることで、どんな業病でも治ってしまう可能性も残されていると思う。

まだ歩けるうちは聖地巡礼をして、歩くこともできなくなったら、インドのどこかの村で自然に訪れる死を待つようにしたい。

日本国内ではそうはいかない。まず歩けなくなるくらい具合が悪くなったら、家族に連絡され、どこかの病院に強制的に入れられてしまい、そのまま病院で死を迎えることになってしまうだろう。それを避けるにはどうしても外国に行かなければならないが、どの国でもよいというわけにはいかない。死を迎えようとしている人を、ごく自然に受け入れてくれる思想を持った国でなければ、日本と同じように病院送りになってしまうことになる。

そこで第１候補に挙げられるのがインドということになる。ヒンドゥー教徒が８割以上を占めるインドは、死ぬことですべてが終わるとは考えていない。それは輪廻思想に基づくものだが、「解脱」できるまでは延々と生まれ変わりを繰り返すと考えられている。カーシャーム・マラナム・ムクティヒ（ベナレスで死ねば解脱できる）という言葉が、インド人の解脱願望の強さを如実に表している。

実際ベナレスの川岸にはいつも死を待つ人々が、大勢幸福そうな顔をして横たわっている。この人たちの中には、おそらくガンに罹っている人もいるだろうが、日本の病院で苦しんでいるガン患者と同じ病気とは思えないほど、本当に幸せそうな顔をしている。

豊かな心で死を迎えることのできるヒンドゥー教徒に比べて、単に「生きる」というだけの、生に対する執着の強い日本人には精神の貧しさが感じられる。死を目前にして、安らかな心でいられるヒンドゥー教の輪廻思想の前では、日本の最先端医療が色あせて見えるのは仕方がないことなのだろう。

COLUMN

第2章　本意　基本的な呼吸法

1　呼吸法の基礎

基礎が大切

呼吸法も初級、中級、上級というふうに徐々に高度な技術を身に付けていくのだが、初級が一番簡単というわけではない。最初のうちは確かに初級が一番簡単で、中級、上級と進むにしたがって難しくなる。

しかしある程度覚えると、初級の難しさや大切さがわかってくる。レベルが高くなればなるほど、初級の難しさがわかってくる。それは呼吸法に限らず、どんな分野でも同じことがいえる。基礎の難しさを知り、基礎訓練をしっかりと積んだ人が、その分野で卓越するのである。基礎をおろそかにしている人は一流にはなれない。スポーツ、音楽、武術、絵画、舞踊など、どの分野でも一流と認められる人は、基礎がしっかりとしている。呼吸法の基礎も当然大切であり、高度なレベルになるほど、基礎の難しさがわかってくるはずだ。最も基本的であり、最初に覚える必要があるのが「完全呼吸法」である。しかしそれはまた、あらゆるテクニックを覚えていった結果、最終的に身に付けるのも「完全呼吸法」なのである。

いつでもできる日常的な訓練

完全呼吸法のような呼吸法のテクニックを練習する以前に、呼吸法を身に付けるための根本的な原則がある。それは「呼吸に意識を向ける」ということと、「ゆっくりと息を吐く」という二つである。

呼吸は生まれて以来休むことなく続けられているので、普段は意識していない。その自分の呼吸に意識を向けることが第1の原則である。意識を向けた瞬間から、呼吸はゆっくりしだす。1日のうち、呼吸に意識を向けることが多くなるほど、ゆっくりした呼吸をしている時間が多くなる。それがすでに呼吸法の重要な基本を身に付けたことになる。

そして第2の原則の「ゆっくりと息を吐く」ということを心がければ、ヨーガ呼吸法の「深い呼吸をする」という重要な基礎訓練をしていることになる。一般的な深呼吸では息を吸ってから吐いているが、それでは本当に深い呼吸にはならない。

まず肺の中に入っている中途半端な空気を吐き出さなければならない。汚れた空気をいったん吐き出してから、ゆっくりと新鮮な空気を肺の中に取り入れることで深い呼吸になる。その息を吸うときに、胸を広げるようにして、少し顔を上に向ければもっとよい。

この「呼吸に意識を向ける」「ゆっくりと息を吐く」という二つは、いつでもできる日常的な訓練なので、習慣として身に付けてほしい。

緊張とリラックス

リラックスするというのは簡単なようで案外難しい。スポーツや武術で勝ち負けを競う場合、リラックスしているほうが断然有利である。大試合ほど、ほんの少しの緊張が取れなかったために負けたりする。

時代劇などでは主役が悠然と構えていて、周りを取り囲んでいる敵役の人たちは力が入って緊張している演技をさせる。強い人物を表現するのに使われる最もポピュラーな方法だが、一番わかりやすい。

ヨーガを始めると、力を抜くことの難しさがよくわかる。ムリタ・アーサナ（死者のポーズ）で両手両足を少し開いて仰向けになると、たいていの人は身体のどこかに力が入ったままになっている。

人が死んだ直後、すべての力が抜けて完全に力が入っていない状態を表しているポーズなので、少しでも力が入っていては駄目なのである。きれいに力が抜けてムリタ・アーサナができている人はあまりいない。それほど力を抜くというのは難しいものである。

さらにムリタ・アーサナの場合には、心の動きも止めてしまわなければ成功したことにならないので、大変難しい。

1対4対2の呼吸法

『ヨーガ根本教典』（佐保田鶴治訳・平河出版）の中で、佐保田氏は「調気（プラーナーヤーマ）というのは、要するにクンバカつまり息を長くとめておく練習である」と解説しているが、私はそれは呼吸法の表面的な部分だけだと思う。しかし「息を止める」というのが重要な要素であることは確かだ。

その中で代表的なものに「1対4対2の呼吸法」がある。ヴィシャマヴリッティ・プラーナーヤーマという呼吸法だが、息を吸う（プーラカ）のを1としたら、止める（クンバカ）のを4とし、吐く（レーチャカ）のを2とする。ヴィシャマは「不安定」「荒い」「平坦でない」「困難」「危険」「普通でない」という意味で、ヴリッティは「働き」「作用」「活動」という意味である。

息を止めるクンバカというテクニックがヨーガの呼吸法では重要な要素であるために、クンバカの時間を一番長くするのだが、最初はむしろクンバカの時間のほうが短いところから練習するのが一般的とされている。

①吸う１：止める¼：吐く１
②吸う１：止める½：吐く１
③吸う１：止める１：吐く１
④吸う１：止める２：吐く１
⑤吸う１：止める３：吐く１
⑥吸う１：止める４：吐く１
⑦吸う１：止める４：吐く２

という具合に練習して１対４対２にしていくのだが、このヴィシャマヴリッティ・プラーナーヤーマを本格的に取り組もうとしたら、この他のさまざまな比率の呼吸法を練習する必要があり、その組み合わせは無数にあるといわれている。

しかし私の経験からするとこの練習法よりは、１対４対２の比率で秒数を延ばしていくほうが、実践上の役には立つ。試しに次の秒数でやってみて、現在の自分の能力がどのくらいなのか試してみるとよい。

①吸う3秒：止める12秒：吐く6秒
②吸う4秒：止める16秒：吐く8秒
③吸う5秒：止める20秒：吐く10秒
④吸う6秒：止める24秒：吐く12秒
⑤吸う7秒：止める28秒：吐く14秒
⑥吸う8秒：止める32秒：吐く16秒
⑦吸う9秒：止める36秒：吐く18秒
⑧吸う10秒：止める40秒：吐く20秒
⑨吸う11秒：止める44秒：吐く22秒
⑩吸う12秒：止める48秒：吐く24秒
⑪吸う13秒：止める52秒：吐く26秒
⑫吸う14秒：止める56秒：吐く28秒
⑬吸う15秒：止める1分：吐く30秒

このうちのどれか一つのパターンを続けて5回できる秒数が、現在の自分の能力と考えれば間違いない。最初の1回は何とかできても、2回目、3回目と回を重ねていくにしたがって苦しくなる。安定した状態で5回続けられればよい。普通は吸うのが8秒くらいから難しくなり、10秒を越えるとできる人がかなり少なくなる。「⑩吸う12秒、止める48秒、吐く24秒」を、当面の目標にして練習すればよい。

もっとも当面の目標というよりは、かなり困難だと考えたほうがよいだろう。つまり「⑩吸う12秒、止める48秒、吐く24秒」は1呼吸で1分24秒なので、5回続けると7分かかることになる。

実際にやってみるとわかるが、息を止めるよりも時間をかけて吐くほうがはるかに難しい。時間が長くなるにつれて、止めているほうが楽になり息を吐くのが続かなくなって失敗する。

2　完全呼吸法の第1歩

基本的な呼吸法とは

基本的な呼吸法とは、最初に練習する必要のあるものということで、簡単なものという意味ではない。呼吸法の基礎となる重要な部分なので、むしろ難しいといえる。

呼吸法に限らず技術的なものをマスターする場合、基礎になるものが結局は最も難しいものである。たとえば音楽ならば、ロングトーンといって一つの音を長く出すのや、単に音階を演奏するだけというのは、ごまかしがきかないだけに上達した人ほど難しさがわかってくる。

呼吸法の場合も、上達するにしたがって基本の難しさがわかるようになってくる。この基本的な呼吸法をしっかりマスターすれば、その先には比較的楽に進める。また健康法としては、数多い呼吸法の中でも、この基本的な呼吸法がもっとも効果的である。

この基本的な呼吸法はすべて鼻を使う。口を使う呼吸法は細かなテクニックを必要とするので、第3章の「繊細な呼吸法」と第4章の「超越的な呼吸法」で説明する。

ここでは特に呼吸と肉体との関係、呼吸と意識との関係をつかみとるようにしてもらいたい。

姿勢と坐り方について

呼吸法の練習をするときの姿勢と坐り方について、ここで簡単に説明しておく。

ヨーガには、スィッダ・アーサナ（達人坐）、ヴァジュラ・アーサナ（金剛坐）などいろいろな坐り方があり、高度な呼吸法の場合にはバッダ・パドマ・アーサナ（締めつけた蓮華坐）（次頁写真）で坐ることもある。

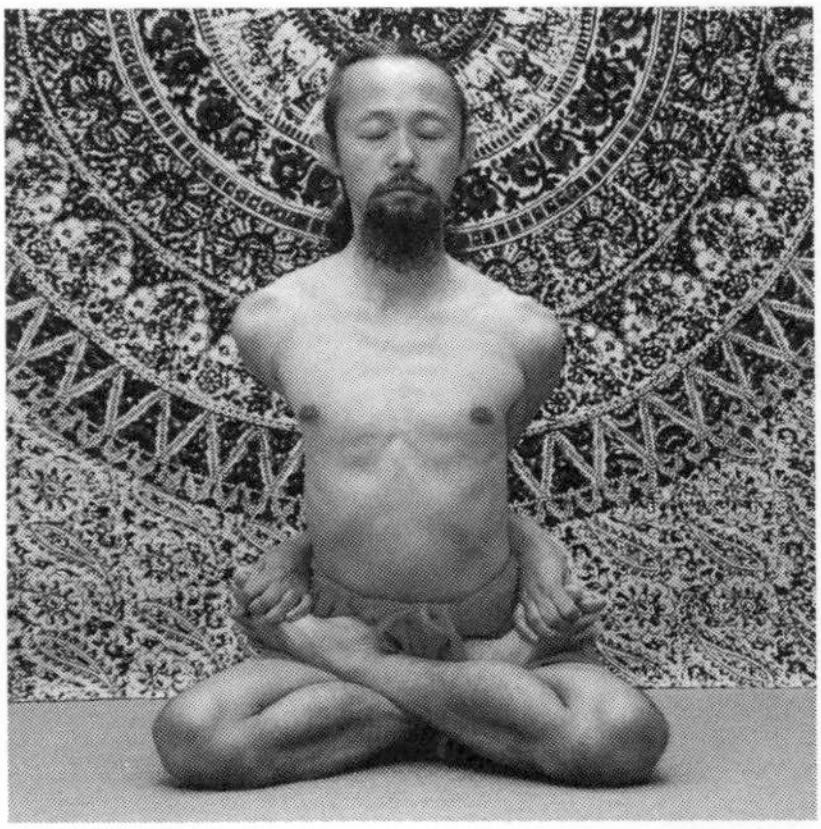

バッダ・パドマ・アーサナ（締めつけた蓮華坐）

しかしこれらの坐り方は、無理なく長時間続けられなければ、むしろやらないほうがよい。重要なのは、楽に同じ姿勢で坐り続けられることである。横坐りは、やめたほうがよいが、それ以外ならば、あぐらでも椅子に坐ってもかまわない。

背中が曲がっていては深い呼吸にならないので、当然背すじを伸ばすのだが、そのときに「力み」や「緊張」はないほうがよい。そのためにいったん背すじを伸ばしてから、その背すじを伸ばした状態のまま、肩や背中に入っていると感じられる力を抜く。

このときに、観察能力があるほど力を抜くことができる。たいていは力が抜けたと思っていても、抜けていない部分があるので注意する。

時間の経過とともに背中が曲がってくるが、気が付いた段階で最初と同じように背すじを伸ばすようにする。気が付くのが早いほど、背中の曲がりが少ないので、表面的には長時間背すじを伸ばしたまま坐っているように見える。

完全な呼吸法とは

一般的に「完全呼吸法」と呼ばれている呼吸法を、私は「外的完全呼吸法」としている。外的という言葉を加えたからには、当然それに対し「内的完全呼吸法」があり、その中間の「半内的完全呼吸法」もある。外的から半内的、内的となるにつれて、繊細になり完成度の高い深い呼吸法となる。

その「内的完全呼吸法」でも、パーフェクトという意味では完全な呼吸法とはいえない。なぜなら肉体を使って行う呼吸法では、どんなに完成度が高くても完全ということはないと思われるからである。少なくとも肉体に対する執着から解放されなければならないし、それでも完全な呼吸法ではないだろう。

しかし、完全な呼吸法に限りなく近づくことはできる。それには「内的完全呼吸法」からではなく、「外的完全呼吸法」をしっかりと身に付けるところから始める必要がある。

そして「外的完全呼吸法」をしっかりと身に付けるには、まず下部呼吸法、中部呼吸法、上部呼吸法の三つを正しく理解する必要がある。

下部呼吸法の技法とその効果

腹式呼吸とだいたい同じだと思えばわかりやすいだろうが、細かな部分ではかなり違う。腹部を使う点では同じなのだが、それ以外の部分（胸や肩など）が動かないようにしなければならない。さらに細かくいえば動かさないだけではなく、機能させないようにする必要がある。「機能させない」というのは、腹部以外の生命エネルギーの流れを止めるようにするのだが、これはかなり難しいので、最初は「動かさない」というだけでよいだろう。

《行法》

① ゆっくり息を吐いていくと自然に腹部が引っ込み始める。
② そのままさらに腹を引っ込ませながら吐いていく。

③吐き終わったら、瞬間的に腹部の力を緩める。
④次にゆっくりと息を吸っていき、腹が少し膨らむくらいまで吸い込む。
⑤①〜④を繰り返す。

《要点》

(1)腹部のみを使い、胸や肩が動かないようにする。
(2)③では瞬間的に腹部の力を緩めることによって、自然に鼻から空気がスッと入り込むようにする。
(3)腹部の動きはむらなく平均的になるようにする。
(4)５〜10呼吸を１セットとして行う。

《効果》

健康法という意味での効果に関しては、この下部呼吸法を覚えるだけでほとんどクリヤーしてしまうだろう。血液の循環がよくなり、精神的に安定するのだから、病気の主要な原因が取り除かれてしまう。特に女性がこの下部呼吸法を体得すれば、社会的にも実力を認められ、優遇されるのは間違いがない。

中部呼吸法の技法とその効果

この呼吸法の難しさは「胸部を使う」という点にある。たとえば「右腕を使う」というのならば、右腕だけを動かすのはそれほど難しくはないが、「胸部を使う」という場合は、胸部以外の部分をほとんど動かさない、というわけにはいかない。

そこで可能な限り胸部だけを使い、それ以外の部分を動かさないようにするには、肉体のコントロール能力が必要になってくる。その意味ではこの中部呼吸法は、肉体のコントロール法だともいえる。

《行法》

① ゆっくり息を吐いていくと自然に腹部が引っ込み始める（下部呼吸法と同じ）。
② そのままさらに腹を引っ込ませながら吐いていく（下部呼吸法と同じ）。

③吐き終わったら、そのまま胸を前に突き出す感じで胸郭を広げながら吸い込んでいく。
④吸い込み終わったら、ゆっくりと吐いていき、広がった胸部がもとの状態に戻る。
⑤①〜④を繰り返す。

《要点》

(1)胸部のみを使うので、他の部分（特に腹部）に不自然な動きが出ないようにする。
(2)下部呼吸法の場合には、瞬間的に腹の力を緩めてから吸い込んでいくが、中部呼吸法のときは、瞬間的に腹の力を緩めることはしないで吸い込む。
(3)吐き終わったときに入っている腹の力は、吸っていく間に自然に分散される。
(4)胸部の動きはオーバーなほうがよい。
(5)5〜10呼吸を1セットとして行う。

《効果》

性格的に問題のある人は、この中部呼吸法を覚えることで解決できる。また胃腸や心臓などの内臓の弱い人には効果的である。女性がこの中部呼吸法を「正しく」練習すると、プロポーションアップという美容効果もある。

上部呼吸法の技法とその効果

呼吸の動きと肉体の動きのバランスをいかに取るか、がこの上部呼吸法のポイントである。肩だけを機能させるのだが、その肩をどのくらいリラックスさせてできるかが鍵になるだろう。

《行法》

① ゆっくり息を吐いていくと自然に腹部が引っ込み始める（下部呼吸法と同じ）。
② そのままさらに腹を引っ込ませながら吐いていく（下部呼吸法と同じ）。
③ 吐き終わったら、肩を上げながら吸い込んでいく。
④ 吸い込み終わったら、ゆっくりと吐いていき、上がっていた肩がもとの状態に戻る。

⑤ ①～④を繰り返す。

《要点》

(1) 肩の上下が中心になるので、腹部や胸部はなるべく動かさないようにする。
(2) 特に肩を上げていくときに、胸郭が広がらないように注意する。
(3) 吐き終わったときに入っている腹の力は、吸っていく間に自然に分散される。
(4) 肩の上下はなるべく滑らかにし、呼吸とのタイミングを合わせる。特に下げるときにガクッというショックが伝わらないようにしてほしい。
(5) ５～10呼吸を１セットとして行う。

《効果》

決断力と精神力を増大させる。したがってこれも「正しく」練習するならば、人生を大きく変える力となるだろう。

外的完全呼吸法の技法とその効果

ヨーガの完全呼吸法を知り、それを実際に練習しだしてから、私には疑問が生じた。それは、果たしてこれが完全呼吸法と呼べるものなのだろうか、という疑問である。つまり、どんなに上達しても1回毎に違いがあり、それを毎回全く同じ状態にすることなど不可能なことだというのを知って「完全呼吸法」という名称に疑問を持ったのだった。

「完全な呼吸なんて神様でもなければできるわけがない」というのが、私の素直な意見だった。このことは真剣に呼吸法に取り組めば、誰にでもわかることだと思う。それは呼吸法に限らなくても同じことがいえる。

たとえばボウリングにパーフェクトというのがある。1ゲームに12回連続してストライクを出すのだが、滅多にできない。できたとしてもそれは運がよかったのであって、次のゲームもパーフェクトを出すことはほとんどありえない。

しかし本当に完全なテクニックであれば、常にパーフェクトを出し続けられるはずだが、それは人間には無理なことだ。どんなゲームでもスポーツでも完全なテクニックを持っていれば、常に優勝し続けることになるが、そんなことは神様でもなければできない。

そこで私は逆に「完全呼吸法」の重要さに気づいた。完全な呼吸はおそらく「神」でなければできないだろうが、完全な呼吸に限りなく近づくことはできる。とすれば「完全呼吸法」に熟達すればするほど、限りなく「神」に近い存在になれることになる。最終的には「内的完全呼吸法」に熟達することでジーヴァンムクタ（生前解脱）の境地に至れるのだが、それにはまず「外的完全呼吸法」をしっかり練習する必要がある。

《行法》

①ゆっくりと息を吐いていき自然に腹部が引っ込み、そのままさらに腹を引っ込ませながら吐いていく。
②吐き終わったら、瞬間的に腹の力を緩めてから、ゆっくりと息を吸っていき、少し腹が膨らむくらいまで吸い込む。
③そのままさらに胸を前に突き出す感じで胸郭を広げながら、吸い込んでいく。
④胸郭が広がったら、続けて肩を上げながらもう少し吸い込む。
⑤吸い込み終わったら自然に2～3秒くらい止める。
⑥腹をもとに戻しながら息を吐いていく。

⑦次に胸をもとに戻しながら吐いていき、続けて肩を下げながら吐く。
⑧腹、胸、肩が普通の状態に戻ったら、①につなげて繰り返す。

《要点》

(1)下部↓中部↓上部の一つひとつがきちんと分離されて、しかも連絡を滑らかに行えるようにする。
(2)吸息の中部のときに一緒に肩が上がってしまう場合が多いが、胸を上げようとするとそうなるので、胸は前に出し広げるという気持ちで行うとよい。
(3)吸息の最後の部分で、少し顔が上向きになってもよい。
(4)吸息から吐息に移るときに、2〜3秒くらい自然に息が止まる状態になってもよいが、喉は開けたままにしておく。
(5)腹、胸、肩の動きはなるべく大きなほうがよい。
(6)5呼吸を1セットとして行う。

《効果》

毎日10セットずつ練習を続けられれば、霊性の向上に結びつく。肉体的な疾患はほとんど解決できるだろう。

半内的完全呼吸法の技法とその効果

外的完全呼吸法は、熟達するにしたがい表面的な動きを減らしていく。ただし、そのときに意識は逆に増やすようにする。つまり表面的な動きが少なくなった分、吸息のときならば「腹が膨らんでいく」「胸が広がっていく」「肩が上がっていく」という意識をしっかりと働かせるようにする。

そして肉体上の動きがほとんどなく、意識だけが外的完全呼吸法を繰り返すと「内的完全呼吸法」になる。が、実際には相当熟達しないと正しい内的完全呼吸法にはならない。特に腹部の動きをほとんどなくすのは初心者には無理があるので、その部分を外的完全呼吸法を使う「半内的完全呼吸法」から練習するとよい。また、いろいろな呼吸法のときにも、この半内的完全呼吸法の要領で練習するとよい。

《行法》

①ゆっくりと息を吐いていき自然に腹部が引っ込み、そのままさらに腹を引っ込ませながら吐いていく。

②吐き終わったら、下部呼吸法の要領で瞬間的に腹の力を緩めてから、ゆっくりと息を吸っていき、腹が膨らむくらいまで吸い込む。

③続けて中部呼吸法の要領で吸っていくが、胸が広がりかかったあたりからは、胸は動かさない。

④さらに肩を動かさずに意識面だけ上部呼吸法の要領で吸っていき、吸い込み終わったら自然に2〜3秒くらい止める。

⑤腹を引っ込ませながら息を吐いていく。

⑥次に少し広がった分の胸をもとに戻しながら吐いていき、続けて肩に意識を移して吐いていく。

⑦そのまま①につなげて吐いていき、①〜⑥を繰り返す。

《要点》

⑴ 吸うときの胸は、ほんの少し広がりかかるくらいで、吐くときは、そのほんの少し広がりかかった分が戻る程度の動きで、意識だけはしっかりと働かせる。

⑵ 肩は吸うときも吐くときも動かさずに、意識面のみ作用させる。

⑶ 吸うときに胸の動きが止まったあたりで、意識だけが「スルッ」と内部に入り込む感覚をつかむようにするとよい。

⑷ ５呼吸を１セットとして行う。

《効果》

物事に対する判断能力が上がる。対人関係が円滑になり、自制心も付く。

3　実践的に重要な呼吸法

呼吸法の効果

ヨーガの呼吸法はすべて「解脱」という目的に向けて開発されてきた。その意味ではここで紹介する「スカ・プールヴァカ・プラーナーヤーマ」(安楽呼吸法)、「ウッジャーイー・プラーナーヤーマ」(征服呼吸法)、「カパーラ・バーティ・クリヤー」(頭蓋光明浄化法)の3種類も当然「解脱」を目的としたものである。

しかしそれはそれとして、この三つは数ある呼吸法の中でも、いろいろな意味での効果が傑出しているので、一般の人でも覚えて実践することをお勧めする。

たとえばスカ・プールヴァカ・プラーナーヤーマは、右と左の鼻から交互に呼吸することで、左右のバランスを整え、身体全体のバランスを整え、心と身体のバランスを整える。普段の呼吸が片鼻に偏りすぎると、身体のバランスが崩れ、病気や怪我の原因になる。そのいろいろな意味での偏りがスカ・プールヴァカ・プラーナーヤーマで修正され、エネルギーの流れが促進され、活力に満ちた状態になる。

またウッジャーイー・プラーナーヤーマを続けていると、自然と菜食傾向の体質になってくる。それにともない血液が浄化されるので脳が活性化される。したがって的確な判断力が養われ、洞察力をも身に付けることになる。

そしてカパーラ・バーティ・クリヤーを体得すると、瞬時に物事に対する対応ができるようになるので、スポーツマンや武道家が覚えれば当然強くなれる。またカパーラ・バーティ・クリヤーは生命力を高める作用があるので、病気や怪我、人生の岐路などで大きな効果が発揮される。

病気にはいろいろな種類があるが、その多くは血液の汚れが原因である。血液の循環がよくなり、血液の質がよくなれば、大半の病気は治ってしまう可能性がある。その「血液の浄化」は、薬や手術ではできない。血液中の足りない成分を補ったり、人口透析で血液の浄化をしたりという方法はあるが、それはあくまでも補助手段である。そういう方法に頼るようになる前に、自己管理として血液を浄化しておくべきなのである。

その最も有効な方法がヨーガのプラーナーヤーマである。そしてここで紹介する三つの呼吸法が、数あるプラーナーヤーマの中でも血液の浄化効果が高い。つまり健康法としてならば、この三つのプラーナーヤーマだけ覚えれば充分に効果がある。さらに「解脱」へ向けて修行する人にとっても、この三つのプラーナーヤーマは重要なので、しっかり練習してほしい。

スカ・プールヴァカ・プラーナーヤーマ（安楽呼吸法）

完全な呼吸という意味では、左右の鼻から常に均等にするべきだが、一般的にはどちらか片方から主に呼吸しているのがほとんどである。このスカ・プールヴァカ・プラーナーヤーマは左右均等な呼吸に近づけるために大切な呼吸法で、肉体と精神のバランスを整える効果がある。

スカ・プールヴァカ・プラーナーヤーマとは「安楽を基礎とする呼吸法」「快適な呼吸法」といった意味だが、もう一つ、ハタ・プラーナーヤーマとも呼ばれている。ハタヨーガのハタと同じ意味である。「ハ」は太陽で「タ」は月を表している。

右の鼻から呼吸をすると、ピンガラー・ナーディー（陽のエネルギー通路）をプラーナが流れ、左の鼻から呼吸をすると、イダー・ナーディー（陰のエネルギー通路）を流れる。

呼吸が片鼻に偏りすぎているのに気づいたら、積極的に修正する方法もある。

一つは体のひねりを使う方法である。右に体をひねった状態のままゆっくりと呼吸をするとイダー・ナーディー、つまり左のエネルギー通路から強く流れ出す。左にひねったときには右のエネルギー通路、ピンガラー・ナーディーから強く流れる。

もう一つは片側を下にして横に寝る方法である。右を下にして寝ると左から強く流れ、左を下にして寝ると右から強く流れ出す。

その他にもいろいろな方法があるが、あまりこういう方法ばかりに頼るのはよくない。基本的には左右交互にするスカ・プールヴァカ・プラーナーヤーマを続けていれば、自然にバランスが整う。片鼻ずつ交互に呼吸することで、「左右均等に呼吸する」という意識が、潜在意識層に入り込む。そうすると、普通に呼吸していても、左右均等にしようという作用が自然に働きだす。この呼吸法は、その部分が一番重要である。

《行法》

①右手の人差し指を眉間に当てて、親指で右鼻を押さえる。
②左鼻孔からゆっくりと息を吐く。
③吐き終わったら、そのまま左からゆっくりと吸い込む。
④吸い込み終わったら、中指で左鼻を押さえて息を止める。
⑤3～5秒ほどで親指を離してゆっくりと右鼻孔から息を吐く。
⑥吐き終わったら、そのまま右からゆっくりと吸い込む。
⑦吸い込み終わったら、親指で右鼻を押さえて息を止める。
⑧3～5秒ほどで中指を離す。
⑨②～⑧を繰り返す。

《要点》

(1)なるべくゆっくりとした呼吸を行う。最初のうちは3分間で10呼吸以内ぐらいを目標に練習するとよい。それには吸い込んだ後、止める時間を徐々に延ばしていくようにする。

(2) 最初ゆっくりだったのが、途中から速くなるのはよくない。最初から最後まで同じペースで行う。

(3) 呼吸の音は出さないようにする。

(4) 人差し指を当てる眉間の位置は重要なので、ピタッと入るところを見つけるようにする。なぜなら眉間は精妙な意味での呼吸をしているところだからである。人差し指を眉と眉の間から擦り上げていき、ピタッと入るところがその精妙な呼吸をしている部分である。そこに人差し指を当てることで、片鼻からの正しい呼吸が初めて可能になる。つまり人差し指を当てることで、眉間の精妙な呼吸を止めることになるので、完全に片鼻からだけの呼吸になるのである。といっても、軽く当てるだけでよく、押しつける必要はな

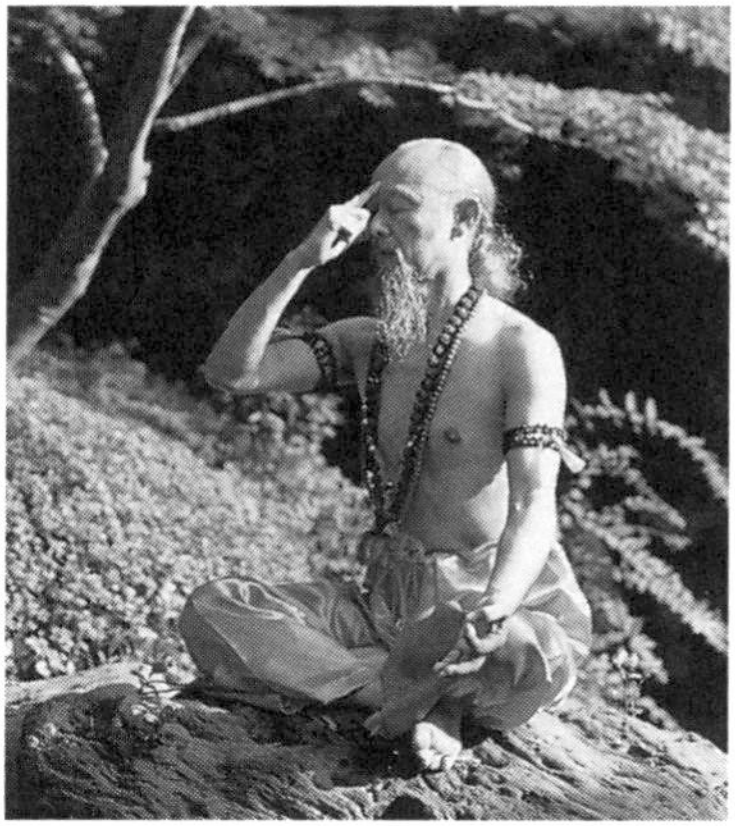

い。指が吸い込まれるような感じでピタッと入ればよい。具体的には、眉と眉の間から2センチ（1円玉の直径）ほど上へずらした位置。

(5) 一般的には人差し指と中指の2本を眉間に当てるケースが多いが、(4)の理由により、この呼吸法の場合には特に人差し指1本を当てるようにしたほうがよい。

ウッジャーイー・プラーナーヤーマ（征服呼吸法）

この呼吸法は体質が改善され洞察力が付くという効果がある。

吐く息の音をコントロールすることが最も重要なのだが、微妙な音の具合を調節するのは、かなり難しい。たとえば鼻をかむときにフンッという強い音が出るが、それは鼻先で息の摩擦音が出ているので、それよりは奥で摩擦音が出るようにする。また咳をするときに、やはり息の摩擦音が出るが、それは喉のほうで出ているので、それよりは上のほうで出るようにする。

鼻腔の奥にちょうどよいポイントがあるのだが、それは残念ながら活字では説明しきれない。ウッジャーイーは「勝利」「征服」という意味である。

《行法》

①半内的完全呼吸法でゆっくり息を吸い込んでから、自然に1～2秒ほど止める。
②ゆっくりと鼻から息を吐いていくが、そのとき鼻腔の奥に息を当て、独特の摩擦音を出しながら吐くようにする。
③①～②を繰り返す。

《要点》

(1) 音質、音程を変化させずに、音の強さを一定に保つ。
(2) 音の乱れ、にごり、途切れ、むら等がないほうがよい。
(3) 摩擦音を鼻腔上部で共鳴させ、無理のない範囲で長めに出したほうがよい。だが最初のうちは短くてもしっかりと聞こえる音を出すようにするほうがよい。
(4) 出る息を束ねるような意識で、芯のある音にする。
(5) 5呼吸を1セットとして行う。

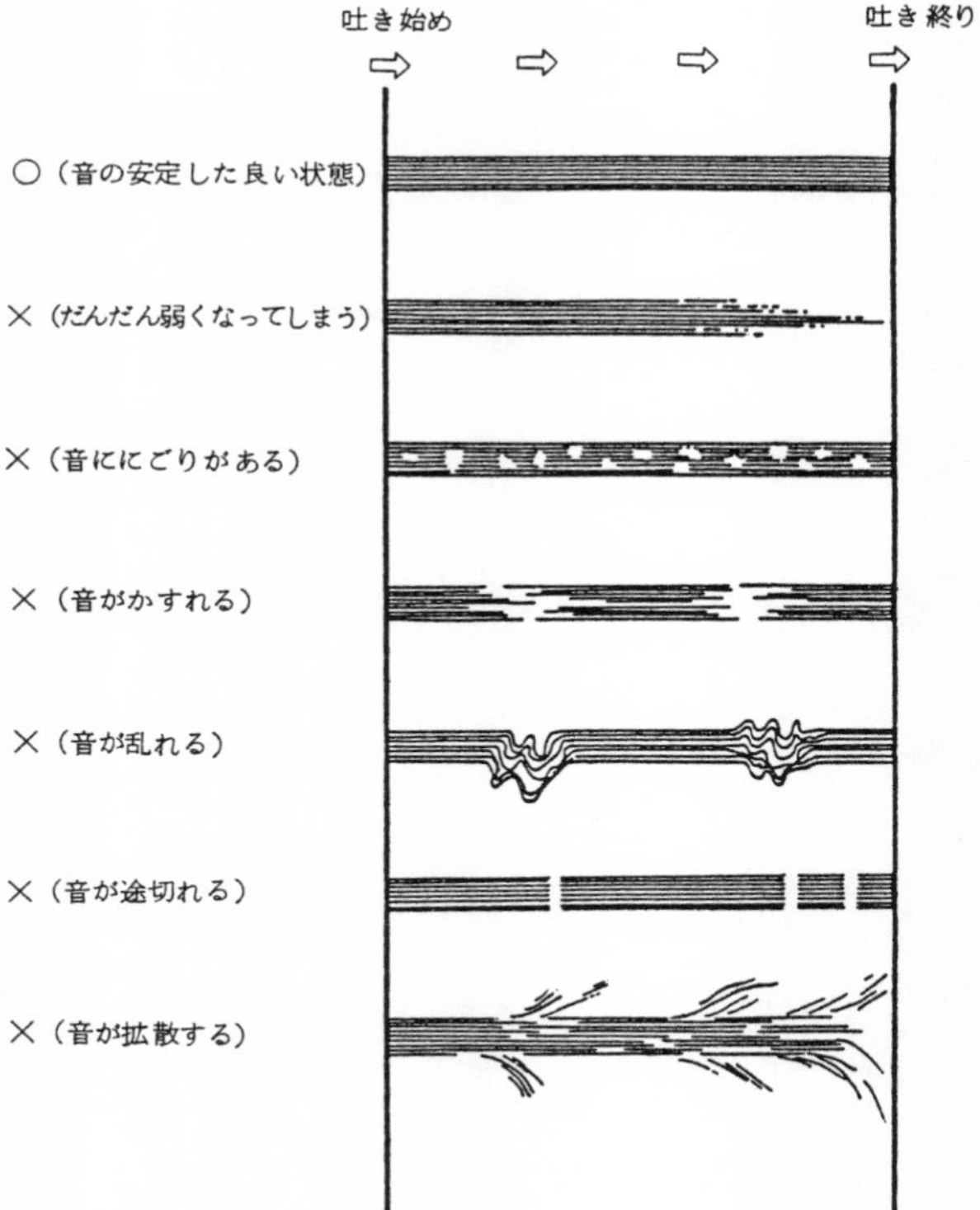
吐き始め
吐き終り
○（音の安定した良い状態）
×（だんだん弱くなってしまう）
×（音ににごりがある）
×（音がかすれる）
×（音が乱れる）
×（音が途切れる）
×（音が拡散する）

(6) にごりのない安定した音になるようにするために他人に音を聞いてもらったり、逆に他人の練習する音を聞くようにするとよい。そのときにはしっかりと5回（1セット）音を出してから、アドバイスを受けるようにする。アドバイスするほうの人は、たとえば「1回目は鼻先で音がしていました」とか「2回目は途中で音が途切れました」「3回目は喉が鳴っていました」「4回目の音は澄んでいました」「5回目は最初はよかったけれど途中から音がかすれてきて最後は音が弱くなってしまいました」などのアドバイスをする。一人で練習するときに音を確かめたかったら耳をふさぐとよくわかる。

カパーラ・バーティ・クリヤー（頭蓋光明浄化法）

カパーラ＝頭蓋骨、バーティ＝光、クリヤー＝浄化、で「頭蓋の光明という名の浄化法」、あるいは「頭蓋に光明をもたらす浄化法」という意味である。瞬発的な対応力が養われるという効果がある。

このカパーラ・バーティ・クリヤーに熟達すると、頭頂部からきれいにエネルギーが流れ、頭部の上方（サハスラーラ・チャクラ）が光り輝くようになる。事実、このカパーラ・バーティ・クリヤーをしているときの、私の頭の上方が発光しているのを見たといわれることがよくある。たぶんエネルギーがきれいに抜けたときに、光り輝くのだろう。

これは頭部を中心とした浄化法だが、実際には細胞内部の汚れが取り除かれるので全身の浄化になる。

《行法》

① 腹筋を瞬発的にキュッと締めて、その勢いで鼻から息が出る。
② 腹筋を締めた瞬間に緩めると、鼻から息が入ってくる。
③ 1秒くらいの間を取る。
④ ①〜③を1.5秒に1回ぐらいで10回を1セットとして行う。

《要点》

(1) 1回毎の音質、音量が変わらないようにし、リズムを安定させる。

(2) 息は鼻から出るが、そのときの意識は真上に持っていき、頭頂部から上へ突き抜けるようにする。
(3) 腹筋を瞬発的にキュッと締めるとき、それ以外の部分（特に胸や肩）が動いたり、影響されないようにする。
(4) ①～②は0.5秒以内で終わらせ、③の1秒は静止状態にする。静止状態とは息を吸ったり吐いたり、体を動かしたりしないことをいう。
(5) ④の1.5秒はメトロノームで40ぐらいになる。

腹筋をキュッと締めるときに瞬発力がないと息が出すぎてしまい、次に息を吸い込むことになってしまう。息は吐いたり吸ったりするのではなく、瞬間的に出入りしてしまうのが正しい状態である。したがってフンッという音が出た瞬間に、息の出入りが終わっていなければならない。

という具合に説明は簡単にできるのだが、実際にこのとおりにできる人は非常に少ないだろう。そこで、たいていの人がやる間違いをいくつか取り上げて、もう少し説明してみよう。

まず「フンッ」と腹筋をキュッと締めて息を出したのだが、このときにまだ息を吸っていないと、一瞬の間をおいて「ンーー」と腹を膨らましながら息を吸うことになる。なぜ「フンッ」の瞬間に息を吸っていないかというと、瞬間的に腹筋を緩められないからである。

瞬発力がないと「フンッ」とならないで「フーン」という感じになってしまう。この場合は「フーンハー」と一応息は出入りするのだが、瞬発力がないので、呼吸が乱れてハーハーしているのと同じような状態になってしまう。

瞬間的に息の出入りができると、1秒ほど静止状態を取ってから、次の「フンッ」に入るのだが、間が取れなくて「フンッフンッフンッフンッ」と続けて腹筋を締めてしまうケースがよくある。この場合は息を吐くほうが多くなり、苦しくなってしまう。

だいたいうまくいっている場合でも、1秒の間のときにお腹が少し膨らむことがある。これは腹筋がちゃんと緩んでいないので、後から緩めるためである。

また腹筋をキュッと締めたときに胸が動いてしまうケースもよくある。これは腹と胸の分離ができていないためである。この場合はたいてい腹から斜め上に向けて締めているので、意識としては背中のほうか、むしろ少し下のほうに向けて締めるようにしたほうがよいだろう。

4　食欲を抑える呼吸法

インド人の菜食

インド人の8割以上を占めるヒンドゥー教徒は、「生まれ変わる」ということを信じている。そしてできるなら「生まれ変わりたくない」と考えているのである。

サムサーラ（輪廻）は、サンスクリット語のサム（sam）＝激しく、とスリ（sri）＝過ぎ行くこと、から来ており、サムスリッティ（samsriti）＝魂が誕生と死によって繰り返し通過すること、が本当の意味である。

人は生涯よい行為や悪い行為を繰り返し続けるが、いつかはその行為の結果としての果実（カルマ・パラ）を結ぶ。過去世での自分の行為（カルマ）から、現世での幸運や不幸が生ずるので、不運であっても他人や世の中を恨むのは間違いで、すべて自分が蒔いた種なのである。

ヒンドゥー教には、よい行為は結果として快楽をもたらし、悪い行為は結果として苦痛をもたらす、という考え方がある。したがって現在どんなに貧しくて辛くても、生きている間にせっせと善行を積み重ねて、死後に恐ろしい苦痛を味わうことがないようにと願っているのである。

そして最終的には、限りなく続く生まれ変わりの輪（サムサーラ）から抜け出して、解脱（ムクティ）したいと思っている。しかしそれには、過去世と現世で生じたカルマを消し去らなければならない。

一度の生涯で消し去ることのできるカルマはほんの少しだけである。そのために何回も生まれ変わるのだが、少しでもカルマを減らしたいという願いから、寺院にはどんどん寄付をし、たく鉢をする出家憎や、修行に明け暮れるヨーガ行者には、お金や食物を積極的に布施するのである。

ヒンドゥー教徒は、だいたいがヴェジタリアン（菜食者）で、肉食はせず、虫などもなるべく殺さないようにしているが、それは、死んだ自分の家族が虫に生まれ変わっているのではないか、ということがあるからなのである。

その考えが最も極端なのはジャイナ教である。ジャイナ教徒は、土の中で生きる小さな虫も殺さないために玉ねぎなどの根菜類も食べない。そのために農業に従事する人はいなく、商人がほとんどなので、生活は豊かである。

そのジャイナ教徒の中でも、最も熱心な人は、空気中の小さな虫も殺さないためにマスクをし、さらに外では、うっかり虫を踏みつぶさないために、ほうきで掃きながら道を歩くという徹底の仕方だ。しかしここまで来ると、外部の人間には全く口を挟む余地のない、強力な宗教の壁を感じざるをえない。

もっとも一口にインド人といってもさまざまで、熱心なヒンドゥー教徒ばかりとは限らない。インドでは一切牛の肉を食べないのに、日本に来たらビーフステーキを堂々と食べる人もいるが、いずれにしてもインドの人たちの大半は、輪廻観と解脱願望から、菜食を実践しているのである。

呼吸法で食欲をコントロール

現代の日本人には「輪廻観」も「解脱願望」もほとんどないようなので、肉食に対する抵抗感はない。したがっていきなりインド人のように菜食にするのは無理があるし、そうやって菜食にするのは、あまりよくない。菜食か肉食か、というより前に、食べすぎをどうにかしなければならない。ほとんどの人は食べすぎだといえる。

その食べすぎを抑えるのに、手っ取り早いのは1食減らすことだ。1日3食だったなら2食にすればよいのだが、いきなりそういうことをすると食に対する欲求不満からイライラしだし、ストレスが溜まって結局長続きしない。そこで呼吸法で食欲をコントロールすれば、食べすぎも抑えられるし、精神的にも安定する。

空腹を感じたり、たいして空腹でなくても食事の時間になったので、仕方なく食べようかと思ったときなどに、呼吸法を食事の代わりにすると、無理なく1食減らすことができる。

第2章にある呼吸法は、どれも食欲を抑える効果があるが、それとは別に、ここで食欲を抑える効果の高い呼吸法を一つ紹介しよう。

ナーディー・ショーダナ・プラーナーヤーマ（気道浄化呼吸法）

ナーディーとはプラーナの通り道のことで、ショーダナは浄化という意味である。したがってこのナーディー・ショーダナ・プラーナーヤーマは、エネルギーの通路の浄化法である。エネルギーの通路が浄化されると、食べたものをエネルギーとして全身に行きわたらせる能力が高まる。そうすると1食でも、倍の2食分のエネルギーを吸収できるようになる。だから3食を2食に減らしても、エネルギー的にはたっぷりと余裕があるのである。それから、いわゆる「気の流れが悪い」という状態にも当然効果がある。さらに悪霊とか邪悪な霊に憑かれる、といった現象も、このナーディー・ショーダナ・プラーナーヤーマを続けていれば避けることができるようになる。

《行法》

①床に坐るか椅子に坐る。
②右手の人差し指と中指を折り曲げ、親指で右鼻をしっかりふさぐ。

③薬指を左鼻の横から当てて、左鼻翼（小鼻）を半分ふさぐ。そうすると左鼻孔の空気の通り道が少し細くなる。

④その状態で、左鼻孔からゆっくりと息を吐く。

⑤吐き終えたら、親指は右鼻をふさいだまま、薬指を下から鼻骨に押しつけるようにする。その状態で息を吸い込む。そうすると左鼻孔にわずかな通路ができて、そこから勢いよく吸い込むことになる。その結果、吸い込んでいる間、シューッという音が出ることになる。

⑥吸い終えたら、薬指で左鼻をふさぐ。これで両鼻孔がふさがれたので、息を止めることになる。

⑦薬指で左鼻をふさいだまま、親指は右鼻の横から当てて、右鼻翼を半分ふさぐ。その状態でゆっくりと息を吐く。

⑧吐き終えたら、左鼻は薬指でふさいだ

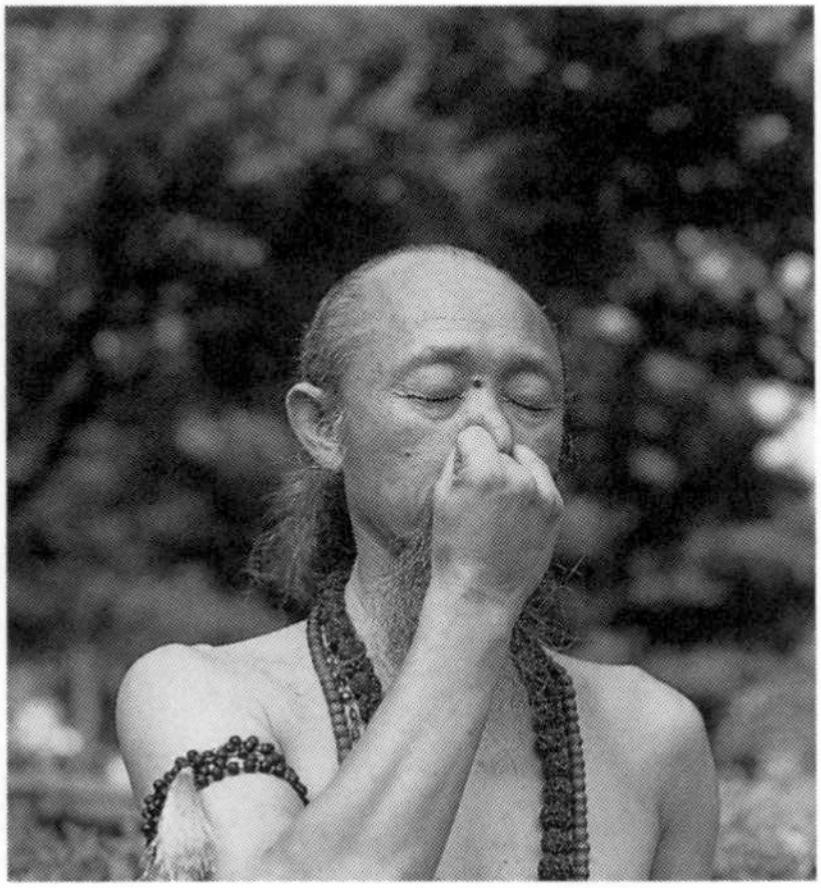

まま、親指を下から鼻骨に押しつけるようにする。その状態で息を吸い込む。

⑨吸い終えたら、親指で右鼻をふさぐ。これで両鼻孔がふさがれたので、息を止めることになる。

⑩この、左鼻から吐いて吸って止めて、指をかえて右鼻から吐いて吸って止めてまでが1サイクル（2呼吸）である。これを5サイクル（10呼吸）続ける。

⑪10呼吸を1セットとして、ナーディーが詰まったと感じたり、浄化する必要があると思われたときに、1セット行うようにする。

《要点》

(1) 吸うときは細い通路を勢いよく入るので、冷たい感覚があり、シューッという鋭い音が出る。

(2) 吐くときには音を出さず、鼻翼の内側に暖かい空気が緩やかに流れるようにする。

(3) 左右の呼吸の長さをなるべく同じにする。

5　暑さを克服する呼吸法

シータリー・プラーナーヤーマ（冷却呼吸法Ⅰ）

ヨーガ経典に記されている伝統的な呼吸法の中に、暑さを克服する呼吸法というのがある。酷暑の中でヨーガを実践したり、家事や労働をするインド人の知恵として長年伝えられてきた呼吸法である。また、この呼吸法は禁煙を目指す呼吸法としても効果がある。暑さや熱病に対して効果的なもので、酷暑のインドで修行するヨーガ行者ならではの呼吸法である。

《行法》

①床に坐るか椅子に坐る。

②前方50センチぐらいの空間に目標ポイントを定めて、そこに向けて鼻から息を吐く。空間が難しければ目標になるものを置いてそこに向けて息を吐くようにする。

③次に舌先を丸めて唇の間から出し、その状態でゆっくりと息を吸いながら肺に空気を満たしていく。そのときに50センチぐらい前方のポイントから吸い込むようにする。

④息を吸い終えたら舌を引っ込めて口と目を閉じる。

⑤目を閉じたら、息を止めて吸い込んだ息が身体に浸透していく様子を追うようにする。

⑥息を止めていて苦しくなったら、目を開けて50センチ前方に向けて鼻からゆっくりと息を吐く。

⑦続けて2回目に入る。呼吸が乱れたり苦しいようなら、数呼吸の間、呼吸と意識を整えてから2回目に入るようにする。

⑧5回を1セットとして、熱のあるときや酷暑のときなどに行う。

《要点》

(1) 50センチ前方までストローが伸びているようなイメージで息を吸い込むようにすると、空間に呼吸のラインを感じられる。

(2) 吸い込む間、音を出す必要はないが、冷たい感覚が舌先から始まって舌の奥まで感じられるようにする。

ストローを使っているような感じで吸い込むようにしてうまくいくと、舌の奥からさらに喉の奥まで冷たい感覚が得られる。それには舌先だけで息を送り込むのではなく、舌の奥から喉の奥まで意識して息を送り込むようにする。

息を止めている間は体内感覚をしっかりと観察する。そのときに、まず舌先から喉の奥までのルートにある冷たい感覚が、時間の経過とともに変化していくのが感じられ、同時に喉に舌が張りつくのも確認できるはずだ。

また体内感覚に意識を向けると、心臓の鼓動が感じられるので、身体全体にその鼓動の影響が伝わる様子もつかみとるようにする。その他、体内で起きている感覚はいろいろあるので、しっかりと観察しよう。

この冷却呼吸法のときには、限界まで息を止めるのではなく、その少し手前で吐き始めるようにする。少なくとも身体が震え出すところまでは止めないようにする。限界まで止めてしまうと、その後息を吐くときに意識が乱れてしまうのでよくない。息を吐き終わるまでしっかりと集中状態を保つようにする。

この冷却呼吸法は、体温を下げる効果があるので、夏に行うようにする。ただし練習するのは冬でもかまわない。また消化機能が高められ、高血圧にも効果がある。

体質的に舌を丸めることができない人もいるので、そういう人は次に紹介する、もう一つのシートカーリー・プラーナーヤーマ（冷却呼吸法Ⅱ）を覚えるようにする。基本的な要領や効果は同じである。またヨーガ経典（ハタ・ヨーガ・プラディーピカー）によると「第2のカーマ・デーヴァ（愛の神）と呼ばれるほどの美しさが得られる」とされている。

シートカーリー・プラーナーヤーマ（冷却呼吸法Ⅱ）

舌を丸めないで行うこのシートカーリー・プラーナーヤーマは、シータリー・プラーナーヤーマのヴァリエーションである。息を吸うときにシーという音を出しながら吸うのでテクニックが若干違う。舌を丸められる人は両方練習すると呼吸法上達の助けになる。

《行法》

①床に坐るか椅子に坐る。

②前方50センチぐらいの空間に目標ポイントを定めて、そこに向けて鼻から息を吐く。空間が難しければ目標になるものを置いてそこに向けて息を吐くようにする。

③次に舌先を唇の間から出すが、唇より先に出しすぎないようにする。

④その状態でストローを咥えるように少し唇をすぼめる。シーという音を出しながら、上唇と舌の間から息を吸いながら肺に空気を満たしていく。そのときに50センチぐらい前方のポイントから吸い込むようにする。

⑤息を吸い終えたら舌を引っ込めて口と目を閉じる。

⑥目を閉じたら、息を止めて吸い込んだ息が身体に浸透していく様子を追うようにする。

⑦息を止めていて苦しくなったら、目を開けて50センチ前方に向けて鼻からゆっく

りと息を吐く。

⑧続けて2回目に入る。呼吸が乱れたり苦しいようなら、数呼吸の間、呼吸と意識を整えてから2回目に入るようにする。

⑨5回を1セットとして、熱のあるときや酷暑のときなどに行う。

要点はシータリー・プラーナーヤーマと同じである。細かな注意点はまだたくさんあるが、それは私から教わる機会があれば、そのときに体験してもらえると思う。この説明だけでもマスターするのは大変だろう。そこで、できれば一人で練習するのではなく、二人以上でお互いにチェックし合いながら練習することをお勧めする。

自分の悪い点はなかなかわかりにくいものだが、他人の悪い点はよくわかるものである。それをうまく利用してお互いにチェックし合えば、一人で練習するよりも上達が早い。次章以降のプラーナーヤーマも、同じようにチェックし合いながら練習できるなら、そうしてほしい。

第3章

達意　繊細な呼吸法

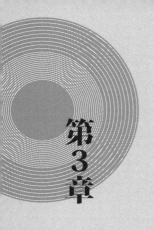

1　主要なチャクラ——その役割と瞑想効果

人体に散在する多くのチャクラ

呼吸法も繊細さが増してくるにつれて、チャクラの存在がクローズアップされてくる。そもそもチャクラとは何なのかというと、人体内の霊的エネルギーセンターだと解釈すれば、ほぼ間違いがない。ただしチャクラは肉体内に存在するのではなく、アストラル体（霊体）の領域に存在するのである。

チャクラという言葉は、車輪、円盤、回転する皿、という意味である。ヨーガのポーズにもチャクラ・アーサナというのがあり、よく「アーチのポーズ」という名前で呼ばれるが、これは「輪のポーズ」のほうが正しい。普通の人がこのポーズをすると、アーチ型になってしまうので、アーチのポーズという名前で呼ばれる。しかし非常に身体が柔軟な人は、足の踵に手が届いてしまうので、体が円形になって、まさにチャクラ・アーサナ（輪のポーズ）になる。

いろいろな文献にチャクラの説明が載っているので、知っている人が多いかもしれないが、人体内には主要なチャクラが次の七つあるといわれている。

ムーラーダーラ・チャクラ（脊椎最下部チャクラ）
スヴァディシュターナ・チャクラ（仙骨叢チャクラ）
マニプーラ・チャクラ（臍部チャクラ）
アナーハタ・チャクラ（心臓部チャクラ）
ヴィシュッダ・チャクラ（喉頭部チャクラ）
アージュニャー・チャクラ（眉間チャクラ）
サハスラーラ・チャクラ（頭頂部チャクラ）

そしてその七つのチャクラを開発することで、さまざまな能力を身に付けることができるとされている。そのせいかチャクラを開発するためのいろいろなグッズが販売されて、結構売れているそうである。その効果のほどはわからないが、少なくともチャクラを開発することに興味を持っている人がかなりいるのは確かなようだ。

ヨーガでは、シヴァ神がサハスラーラ・チャクラ（頭頂部）、妻のシャクティ女神がムーラーダーラ・チャクラ（脊椎最下部）と離ればなれにされているといわれている。そこでシャクティ女神を目覚めさせて、クンダリニー・エネルギー（蛇の力）をムーラーダーラ・チャクラから一つひとつのチャクラを通り、サハスラーラ・チャクラまで上昇させて、シヴァ神と合一させれば、「解脱」できるとされている。そのために古来のヨーガ行者はチャクラの開発に真剣に取り組んでいるのである。

その七つのチャクラだが、7番目のサハスラーラ・チャクラは別格として数えずに、六つという捉え方もある。またチャクラの数に関しては、6、7、9、10とする説がよく知られているが、ハタヨーギーの中には13のメジャーなチャクラの他に、21のマイナーなチャクラがあるとする者がいる。他のハタヨーギーは49のチャクラがあると主張する。いにしえのヨーギー（ヨーガ行者）は１４４のチャクラがあると教えている。そこでチャクラは七つだと頭から信じている人の参考までに、そのうちのいくつかを書き出してみよう。

アーダーラ・チャクラ、ガネーシャ・チャクラ、アムリタ・チャクラ、アーナンダ・チャクラ、ラリータ・チャクラ、パルワナ・チャクラ、ブラフマダワラ・チャクラ、スーリヤ・チャクラ、チャンドラ・チャクラ、ディパカ・チャクラ、カルナムラ・チャクラ、グルハラ・チャクラ、クラディパ・チャクラ、クンダリー・チャクラ、ガラバッダ・チャクラ、ガラダーダ・チャクラ、カラヅワラ・チャクラ、カランガカ・チャクラ、カラベーダン・チャクラ、ララーナ・チャクラ、カーラ・チャクラ、メホツアハ・チャクラ、マナス・チャクラ、ソーマ・チャクラ、タラーナ・チャクラ、マハーパドマ・チャクラ、ニラダーラ・チャクラ、ナウクラ・チャクラ、プラーナ・チャクラ、トリヴェニ・チャクラ、ウルヅヴァランドラ・チャクラ、ヴァジュラ・チャクラ、ニルヴァーナ・チャクラ、シューンニャ・チャクラ……

この中には七つの主要なチャクラの別名もあるが、なぜこんなに多くの名前が付けられたのかというと、古来から多くのヨーガ行者が瞑想をしてチャクラを霊視した結果、それぞれに見つけ出したからである。私自身、主要な七つのチャクラ以外にもいくつものチャクラの存在を確認している。

昔のヨーガ行者のほうが多くのチャクラを確認しているということは、それだけ霊視の能力があり、瞑想に熟達した人が多かったのだろう。144のチャクラがあるというのは、ただ単なる説ではなく肉体感覚でしっかりと捉えたものだと思う。私のヨーガ指導経験からみても、瞑想だけをやっているよりも、ハタヨーガの修行を真面目に続けている人のほうがしっかりとした深い瞑想体験を得ている場合が多いので、いにしえのハタヨーギーが多くのチャクラの存在を唱えていた、というのには説得力があり、私はよく理解できる。

チャクラとは学問的に捉えるものではなく、瞑想体験の中から確実につかみとっていくものである。一つのチャクラでも行者によって、感じ方や捉え方が違うので、いろいろな名前が付けられたりするのだが、その中でもほぼ大半の行者が一致して認めるのが、七つの主要なチャクラということである。その七つのチャクラ以外の多くのチャクラについては、体験しない限り理解できないので説明は省く。もっとも七つのチャクラについても、やはり体験しない限り本当の理解はできないのだが、とりあえず伝統的に伝えられていることについての説明に、私の体験も加えていくことにする。

ムーラーダーラ・チャクラ（脊椎最下部チャクラ）の役割と瞑想効果

ムーラーダーラ・チャクラは脊柱の根元に位置し、肛門と生殖器の間にある。他のチャクラはすべてこのチャクラの上に位置するので、別名アーダーラ（支え）・チャクラといわれている。四つの赤い花弁の蓮華で、それぞれの花弁にサンスクリット語の va, śa, ṣ, sa が書かれている。四つの花弁というのは４本の重要なナーディー（霊的エネルギーの通る管）のことである。またこのチャクラの色については黄色とする説もある。

四つの花弁というのは、あくまでも象徴的な表現なので、実際にムーラーダーラ・チャクラを霊視して花弁が見えるのは、インドのヨーガ行者のうちのほんの少しの人だけだろう。しかも、その場合たぶん伝統的に描かれている図のイメージが強すぎて、逆に四つの花弁が見えてしまうのだと思われるので、必ずしもよい状態とはいえないと思う。

色についても実際に霊視してみればわかるが、赤（または黄色）がずっと見え続けるわけではない。それは赤から黄色までの色が微妙に変化しながら回転し、そのエネルギーのポイントが四隅にあるので、四角くなったり丸っぽくなったりする。しかも時として五角や六角になったりするのが、私の体験からくるムーラーダーラ・チャクラである。

その蓮華の中央には地の象徴の黄色い四角形と、ヨーニ（女陰）のシンボルの逆三角形。このヨーニはカーマと呼ばれ、スィッダ（達人）により崇拝されている。ここにクンダリニーが眠っている。クンダリニーが目覚めれば、その人はダルドゥリ・スィッディ（地上から上に上がる力）を得る。

このダルドゥリ・スィッディについては、スワミ・シヴァーナンダ師（私が初めてインドで修行をしたシヴァーナンダ道場の開祖）が『クンダリニー・ヨーガ』という本の中で述べているので書き出してみたが、実は私はこの能力については疑問を抱いている。というのは「地上から上に上がる力」というよりも、一種の興奮状態で起きる反応で、蓮華坐を組んだままピョンピョンと飛び跳ねる現象ではないかと思う。

クンダリニーが目覚めただけでは、空中浮揚の能力は身に付かないので、空中浮揚でないとするならば、飛び跳ねるだけではないかと私は思うのである。ヨーガの修行をすれば誰でもある程度は、クンダリニーの目覚めというのはあるので、その段階で冷静さを失ってしまえば、エネルギーの処理ができずにピョンピョンと飛び跳ねたりしてしまう可能性がある。それを指してダルドゥリ・シッディとしている人の話を時々聞くことがあるので、それは残念ながらスィッディ（成就）とはあまりにもかけ離れた勘違いである。

ムーラーダーラ・チャクラは物質の粘着力、慣性、音が生じること、嗅覚、吸気、およびインドラ、ブラフマー、ダーキニー、シャクティ等の神々に関係している。インドの神々との関係は、ヒンドゥー教を信仰しているインド人でなければ、実感としてつかめないと思うので、私には何ともいえない。瞑想の効果として、知識と健康が得られるといわれている。

スヴァディシュターナ・チャクラ（仙骨叢チャクラ）の役割と瞑想効果

スヴァディシュターナ・チャクラは、ジャラマンダラ（ジャラ＝水）とかメードラーダーラ（メードラ＝男根）などと呼ばれるが、男性生殖器官の基部（仙骨叢）に位置し、女性ならば子宮、男性は精嚢に当たる。この位置については象徴的な意味だけではない。宇宙に満ちているエネルギーを体内に取り入れる場所がスヴァディシュターナ・チャクラなので、子宮や精嚢のあたりに位置しているのは当然のことだと思う。このチャクラの位置については膵臓とか腸、前立腺神経叢という表現や、単に下腹部とする文献もある。

ムーラーダーラ・チャクラでクンダリニー・エネルギーが目覚め、順番にスシュムナー・ナーディー（中央管）を上昇し、頭頂部に至るというのが通説である。しかし「解脱」に至れるほどのエネルギーが自分の身体の中にはないので、当然外部（＝宇宙）から取り入れる必要がある。その取り入れる場所がスヴァディシュターナ・チャクラなのはあまり知られていないのである。

私はシャクティチャラーニー・ムドラー（クンダリニー・エネルギーを上昇させて頭頂部に持っていく行法）を数多く積むうちに、このことを身体の内側から知ったのである。

スヴァディシュターナ・チャクラは朱色の六つの花弁の蓮華で、それぞれの花弁にサンスクリット語の ba, bha, ma, ya, ra, la が書かれている。その蓮華の中に白い半月（または三日月）があり、ヴァルナ神と神秘的に関係している。水の要素、白色、吐気、味覚、手などに関係している。この色や形などはここに書かれたとおりとは限らないのは、ムーラーダーラ・チャクラの場合と同じである。

瞑想の効果としては、水に対する恐れがなくなり、自分の感覚を完全にコントロールでき、直観的知識を得る。アストラル体についての完全な知識を持ち、不純な性質が完全に消滅される。そしてこのチャクラが完全に開発されたヨーギーは、ムリテンジャヤ（死を征服した者）となる。

それぞれのチャクラは色や輝きが一定ではなく、いろいろに変化するのだが、それは主に、サットヴァ（純性）、ラジャス（激性）、タマス（暗性）という3種類の徳性の影響によるものである。ムーラーダーラ・チャクラとスヴァディシュターナ・チャクラは暗性優位の場所だが、修行次第で純性優位にもなる。

サマーディ（三昧）も、無の境地とか空の境地という言葉から、空っぽになったりなんにもなくなった状態だと考えている人がいるが、たいていその状態はタマシック・サマーディ（暗性優位の三昧）である。

何時間も瞑想状態でぼーっとしていて、瞑想状態から目覚めても虚ろな状態が続くので、社会生活がまともにできなくなるというのは、最上級の褒め言葉で表現すればタマシック・サマーディだといえる。

タマスというのは、活力がなく粗雑で怠惰な性質を指す。ラジャスは、行動的だが感情の起伏が激しくて、執着心が強く冷静さを失いやすい性質である。そしてサットヴァというのは、純粋で邪念がなく、精神と肉体の調和が取れていて、冷静さと清らかさを持った性質をいう。

「社会生活が合わないので、会社を辞めて本格的に修行の道に入る」という人の大半は、社会生活から逃避したいというだけの、タマシックな人である。本当に修行に打ち込む気があれば、社会生活が合わないので会社を辞める、などということはないだろう。社会人として立派に活躍しているが、さらに自分を磨きたいので本格的に修行の道に入る、というのなら正しいが、社会生活から逃がれるために修行して成功するほど、ヨーガも瞑想も呼吸法も甘くはない。むしろ社会人として成功するよりは、はるかに難しいのが、ヨーガであり呼吸法や瞑想だろう。

インドのグル（導師）も気づかない「エネルギーの取り入れ口」

チャクラの順番に関して一番問題なのは、スヴァディシュターナ・チャクラである。このチャクラはエネルギーの取り入れ口という意味では、1番目のチャクラだと考えてもよいのだが、私はそういう説の文献を見たことはない。それは肉体上の位置関係のためだと思う。ただ文献にはなくても私の肉体感覚としては、やはりスヴァディシュターナ・チャクラからスタートするというのが実感だ。

スヴァディシュターナ・チャクラは、主要なチャクラの中では一番実感しにくいので、いくつかの文献やグル（導師）なども、このチャクラへの集中や瞑想はあまり触れない場合が多い。というのは、このチャクラに瞑想してみると、他のチャクラのように「エネルギー・センター」としての性格がはっきりとしていないからだと思う。そのためにあまり重要視されないのだろうが、実は「エネルギーの取り入れ口」ということを知れば、その重要さに気づくはずである。

事実私はこのチャクラをエネルギーの取り入れ口として認識し、活用するようになったことで「地上1メートルを超える空中浮揚」の成功につながったのである。私の経験からすると、クンダリニー・エネルギーが上昇していくときには、スヴァディシュターナ・チャクラは単に通り過ぎるだけなのである。

私がシャクティチャラニー・ムドラーでクンダリニー・エネルギーを尾骶骨部から頭頂部まで上げていくときには、最初にスヴァディシュターナ・チャクラにエネルギーが入り込んできて、それがムーラーダーラ・チャクラに送り込まれる確かな感覚がある。そしてムーラーダーラ・チャクラ内のエネルギーが飽和状態になると、徐々に押し出されるのだが、スヴァディシュターナ・チャクラは通り過ぎてマニプーラ・チャクラに集まってくる。そしてマニプーラ・チャクラ内にエネルギーがある程度溜まってくると、次のアナーハタ・チャクラへ送り出される。そして最終的にサハスラーラ・チャクラに至り、ムクティ（解脱）が得られるということになる。

ただタントラ経典や多くの文献でスヴァディシュターナ・チャクラを2番目に、マニプーラ・チャクラを3番目にしているので、とりあえずこの説にしたがって話を進めたいと思う。

マニプーラ・チャクラ（臍部チャクラ）の役割と瞑想効果

マニプーラ（マニ＝宝石、プーラ＝町）とか、ナービシュターナ（ナービ＝臍）と呼ばれているこのチャクラは臍の領域に位置し、肉体上の太陽神経叢に対応している。10の花弁を有する青い蓮華で、それぞれの花弁にサンスクリット語の ḍa, ḍha, ṇ, ta, tha, da, dha, na, pa, pha が書かれていて、その蓮華の中には赤い三角形がある。ここがアグニ・マンダラ（火の領域）であり、アグニのビージャ（火の種子）がここにある。色に関しては緑色、金色、紫色とする文献もある。

このチャクラの支配神は、マハールドラ神とラーキニー・シャクティ女神という説と、ヴィシュヌ神とラクシュミー女神という説がある。

心臓から臍の間の領域で活動するサマーナ・ヴァーユは、臍から下の領域で活動するアパーナ・ヴァーユと、このマニプーラ・チャクラで接している。私のヨーガのテクニックの多くは、ヴァーユのコントロールを利用している。空中浮揚にはウダーナ・ヴァーユを使うし、心臓の鼓動を止める呼吸法には、プラーナ・ヴァーユを使っている。

またマニプーラ・チャクラが深く関わっているサマーナ・ヴァーユは体温を自由自在に変えることができる。チベット密教やインドのヨーガ行者が身に付けている「ツンモ」というテクニックは、ヒマラヤの雪の中で瞑想をするときに使われる。雪の中で瞑想を始めると周りの雪が解けだして、行者の坐っている周りだけが暖かくなり、快適な瞑想空間になるのである。真冬の寒いときなどに私は、サマーナ・ヴァーユをコントロールして、このツンモのテクニックを使うことがある。

マニプーラ・チャクラを丹田とする考えもあるが、上丹田、中丹田、下丹田、気海丹田など、丹田に対する解釈もいろいろあるので、安易に結びつけるわけにはいかない。

このマニプーラ・チャクラに集中するヨーギーは、パタラ・スィッディを得て、秘宝を手にし、すべての病から解放され、火を全く恐れない、といわれている。『ゲーランダ・サンヒター』という経典には、「もし彼が燃え盛る火の中に投げ込まれても、死を恐れることなく生き続ける」とある。

マニプーラ・チャクラは、火の要素、太陽、月経（ラジャス）、消化を司るサマーナ・ヴァーユや視覚などに関係している。瞑想の効果として、学問と才能の向上が挙げられる。マニプーラ・チャクラのすぐ上には、スーリヤ・チャクラ（太陽のチャクラ）があり、その左にはチャンドラ・チャクラ（月のチャクラ）があるといわれている。いずれもサマーナ・ヴァーユの活動する領域である。

パラー音という神秘的な音が、このマニプーラ・チャクラに対する瞑想で聞くことができるとされている。パシャンティ音は4番目のアナーハタ・チャクラに対する瞑想で聞くことができ、マディヤマー音は5番目のヴィシュッダ・チャクラに対する瞑想で聞くことができる。ここまでの音は耳では聞くことができない、神秘的な音である。そしてヴァイカリー音というのが、耳で聞くことができる音である。

このパラー音からマディヤマー音までの神秘的な音については、私の経験からすると最初に「感じる」「触れる」「視る」「味わう」「匂う」という、聴覚以外の感覚で捉えるのが正しいと思う。そして、その捉えられた感覚の奥に入り込んでいくと、まさに「神秘的」という言葉がぴったりの音と出合える。

パラー音を聞くには、当然マニプーラ・チャクラが開発されていなければならない。もちろん他のチャクラにしても同じことなので、ここでチャクラ開発について触れてみよう。

2　チャクラの開発

ナーディー（エネルギー管）を太くする

一つのチャクラが開発されていて、他のチャクラが開発されていないというのは、基本的に間違っているということを知ってほしい。というか（解脱に至るという）本来の意味でのチャクラの開発というのは、一つだけというのはあり得ないのである。

「チャクラが開いた」というのは、解脱に至れるだけの膨大なエネルギーの受け入れ態勢ができていることをいう。一つのチャクラだけ、受け入れ態勢が整っていても解脱できるわけがないので、当然すべてのチャクラの受け入れ態勢が整うことが、本来の意味での

「チャクラが開いた」ということになる。

一般的に「あなたは○○チャクラが開いているが△△チャクラは閉じている」などといったりするが、それはほんの少しエネルギーのとおりがよいか悪いかという程度のことだと私は思う。その意味ではチャクラが完全に閉じていることはない。普通に生きていくのに必要なエネルギーは誰でも流れているので、その分だけチャクラは開いていることになる。生きていくのに必要なエネルギーは、当然チャクラ内を流れているので、少しではあるがチャクラは開いているのである。

解脱に至れるだけの膨大なエネルギーの受け入れ態勢を整えるのには、一つのチャクラを開発していては駄目で、スシュムナー・ナーディー（中央管）の詰まりを取って浄化し、さらにナーディーそのものを太くしなければならない。

スシュムナー・ナーディーの詰まりを取るには、ブラフマー結節、ヴィシュヌ結節、ルドラ結節という三つの結節（グランティ）を破壊しなければならないとされている。この三つの結節の場所については、「眉間、心臓、尾骶《てい》骨」「喉、臍、尾骶骨」「眉間、喉、胸部」などといくつかの説がある。いずれにしても三つの結節というのはよく知られていることだが、「ナーディーそのものを太くする」というのは通説にはないのではないかと思う。

これは私が体験を通してつかんだものである。

それは主に呼吸法によるのだが、ヨーガのプラーナーヤーマ（生命エネルギーをコントロールするという意味での呼吸法）を、普通に行われているよりも、はるかに繊細にきめ細かく修練することで、ナーディーが徐々に太くしっかりしたものになる。

なぜナーディーを太くする必要があるのかというと、主要なチャクラはスシュムナー・ナーディーの中にあるからである。スシュムナー・ナーディーが細ければ、当然チャクラも小さく、エネルギーを溜め込む量も少なくなる。太くなればなるほどたくさんのエネルギーを溜め込むことができる。ナーディーは肉体上の存在ではなく、もっと精妙な体（アストラル体）に存在するものなので、太っていても、痩せていてもナーディーの太さとは関係がない。

では、どのくらい太くできるのかというのはタントラ的なことなので、ここで説明するわけにはいかない。タントラという言葉の原義は「たて糸」だが、普通は密教という意味で使われている。

ヨーガの奥義は一人のグル（導師）が一人のチェラ（弟子）へ口頭伝授で伝え、奥義を受けたチェラがグルとなり、また一人のチェラに伝えるという方法で受け継がれるのである。決して大勢の人に一度に教えられないのが奥義であり、極意である。

ナーディーの太さも、そういうタントラ的な部分なので、残念ながらここではっきりということはできないのだが、私の研修に参加する機会があれば、そのときに教えることはできると思う。ハタヨーガのアーサナ（ポーズ）やプラーナーヤーマ（呼吸法）、シャクティチャーラニー・ムドラー、空中浮揚などは、すべてタントラのテクニックなので、口伝でなければ本当の内容は伝えることができない。なるべくしっかりした師の指導を受けるようにしてもらいたい。

チャクラとクンダリニーとナーディーの違い

私のところにはいろいろな手紙が来るが、中でも超能力や霊能力に関するものが結構ある。「突然チャクラが開いてしまったのですが、どうしたらよいのでしょうか」「私は悟りを開きました」「解脱してしまったのですが、これからどうしたらよいかアドバイスしてください」など、ただ手紙を見ている分には笑い転げてしまうようなものがかなりある。

そこで「チャクラ」「クンダリニー」「ナーディー」といった言葉の解釈に触れてみよう。

「チャクラ」というのは、霊的エネルギー・センターのことなので、電気的なエネルギーにたとえれば変電所のようなものである。したがって変電所が開設されたからといって、特別困る事態になることはないのである。

「突然チャクラが開いてしまったのですが」といってくる人は、たいてい精神病のような状態になったり、悪霊に悩まされたり、というケースが多いが、これは「チャクラが開いた」のではなく、チャクラがちゃんと開いていないのに、エネルギーが起きてしまったのである。つまり変電所の準備ができていないのに、高圧電流が流れてしまうようなものである。そうすれば事故が起きるのは当然である。

正しい意味でチャクラが開くためには、まず純粋な解脱願望がなければならない。それはちょうど各家庭や企業が電力を必要としているようなものである。各家庭や企業に電気を送るためには高圧電流を流せる送電線がいる。それがナーディーを太くして、大きなエネルギーが通れるようにすることに当たる。

いきなり高圧電流を家庭に流すわけにはいかないので、変電所が必要になる。その変電所に当たるのがチャクラである。三つの結節(グランティ)を破壊して、スシュムナー・ナーディーの詰まりを取らなければ危険である。それがあらゆる安全設備を完備させることに当たる。

そこまでして初めて準備が整ったことになる。そのうえでクンダリニー・エネルギーを起こし（＝発電所を作動させ）て、サハスラーラ・チャクラまで上昇させて解脱につなげる（＝各家庭や企業に電力を供給する）のが本来の「チャクラを開く」ということである。

いきなりチャクラが開いてしまったという人の場合、たいていは肉体と精神のバランスを崩している（＝漏電している）だけということが多いので、まず一般的な社会生活ができるような努力をする（＝電力会社に電話して漏電を直してもらう）ことが先決である。

またクンダリニーの覚醒を目指している人というのもいるが、クンダリニー＝電力のたとえから考えれば、クンダリニーの覚醒だけを目指して修行しても意味がないことは一目瞭然である。それは送電線も変電所もなくて発電所を作動させようとしているのと同じことだからである。発電しても送ることも使うこともできないどころか、その発電した電力の処理ができずに事故が起きてしまうことになる。クンダリニーの覚醒（発電）は、ナーディー（送電線）やチャクラ（変電所）の準備を整えてからしなければならないのである。

単にクンダリニーを覚醒させるだけなら簡単である。交通事故や出産のショックなどでも、クンダリニーが覚醒する場合はある。むしろクンダリニーが覚醒しないように、尾骶骨や頭部に強いショックを与えないような注意をする必要がある。

これで「チャクラ」「クンダリニー」「ナーディー」の関係はほぼつかめたと思う。

アナーハタ・チャクラ（心臓部チャクラ）の役割と瞑想効果

アナーハタとは、触れずに出される音という意味であり、アナーハタ・チャクラとは神秘的な音を発するエネルギー・センターということである。この神秘的なアナーハタ音はシールシャ・アーサナ（頭立ちのポーズ）を長時間続けると、はっきりと聞くことができるといわれている。私の体験では、40分を過ぎるあたりから聞こえてくる音の性質が変わりだし、1時間以上シールシャ・アーサナをしていると、現実に出されている音とは、明らかに違う音がしっかりと聞こえてくる。

一時期シールシャ・アーサナを毎日1時間以上続けていたことがあり、そのときに、耳で捉えられる音ではない神秘的な音を、いろいろと聞くことができた。

アナーハタ・チャクラは心臓の領域に位置し、肉体上の心臓神経叢に対応する。12の金色の花弁を持つ蓮華で色は赤という説が一般的だが、ピンクとか朱色、灰色という説もある。それぞれの花弁にはサンスクリット語の ka, kha, ga, gha, ṅa, cha, chha, ja, jha, ña, ṭa, ṭha が書かれている。その蓮華の中には二つの三角形が交錯した六芒星があり、中央に金色の三角形があってバーナ・リンガの形をとったシヴァ神がいる。六芒星の上方にはイーシュヴァラ神が、カーキニー・シャクティ女神を従えている。

瞑想の効果としては、高貴さと識別智やケーチャリー・スィッディ（空中飛行の能力）、ブーチャリー・スィッディ（世界中どこへでも思いのままに飛び歩ける能力）、カーヤ・スィッディ（他人の身体に入る能力）などを得るとされている。

ヴィシュッダ・チャクラ（咽喉部チャクラ）の役割と瞑想効果

ヴィシュッダ（清浄）という名のこのチャクラは喉の根元に位置し、16の花弁の蓮華で、それぞれの花弁にサンスクリット語の母音 a, ā, i, ī, u, ū, ri, rī, li, lī, e, ai, o, au, ṁ, ḥ

が書かれている。このチャクラは、他のすべてのチャクラをコントロールするという重要な役割を持っているので、母音が書かれているのだと思う。

エネルギーの取り入れ口であるスヴァディシュターナ・チャクラと、すべてのチャクラをコントロールするヴィシュッダ・チャクラは、その重要な役割にしては一般的に軽視されている。それはこの二つのチャクラが肉体感覚として、つかみにくいからだと思われる。耳で捉えられない神秘的な音を、実際に聞こえる音に変えるのがこのヴィシュッダ・チャクラなので、喉のコントロール能力を磨く必要がある。特に喉の開閉能力を身に付けないとヴィシュッダ・チャクラを実感し、開発していくのは難しいだろう。

このことは『ヨーガ・スートラ』や『ハタヨーガ・プラディーピカー』などのヨーガ経典を普通に読んでもわからない。ハタ・ヨーガに熟達し、肉体感覚を通してヨーガ経典を解釈することで、経典を超越した内容をつかめるのである。

この第3章と次の第4章で、高度な喉の開閉能力を身に付ける呼吸法が出てくるが、直接私の指導を受けないと本質的にはつかめないタントラ的なテクニックである。たとえば喉を開閉するときに出す破裂音や、出る息による摩擦音などを細かく調節していくのだが、そのあたりは文章ではなかなかうまく説明できない。どうしても直接音を聞きながら教える以外、正しくつかんでもらえないのである。

このチャクラの色も灰色、白、青というようにいくつかの説がある。どれもいにしえのヨーガ行者の霊視によるものであろう。支配神はサダーシヴァ神でシャーキニー女神を従えている。このヴィシュッダ・チャクラに瞑想することで雄弁さと四つのヴェーダ（聖典）についての完全な知識が得られるといわれている。

アージュニャー・チャクラ（眉間チャクラ）の役割と瞑想効果

アージュニャー（命令、号令）という名のこのチャクラは眉間にあり、白色の２枚の花弁を有する蓮華で、それぞれの花弁にサンスクリット語の ha, kṣa が書かれている。この２枚の花弁はイダー（陰）とピンガラー（陽）という二つのナーディーであり、スシュムナー（中央）・ナーディーと合流するのがこのアージュニャー・チャクラである。三つのナーディーが合流するこのチャクラは第３の眼、シヴァの眼、智慧の眼などとも呼ばれている。

私が空中浮揚を最初に知ったのが、ロブサン・ランパというチベットの僧侶が書いた『第三の眼』（光文社）という本だった。ロブサン・ランパというこの僧侶は、頭蓋骨の眉間にあたる部分を削り、物理的に穴を開けて、第3の眼の開眼をしたということだが、その部分のために偽書であるという説が出た。

私自身も1979年ころに眉間の部分に直径7～8ミリくらいの丸い窪みができて、約1ヵ月ぐらいその状態が続いたことがある。ちょうど仏像の眉間のような感じで、誰が見てもはっきりとわかる状態だった。触ってみると、その部分は皮の下がすぐ骨になっていて肉がなく、直接頭蓋骨に触っているような感じだった。

このアージュニャー・チャクラの支配神はパラマ・シヴァ神であり、ハーキニー女神を従えている。瞑想の効果としては、現世での成功が得られ、過去世のすべてのカルマ（業）を破壊するといわれている。

サハスラーラ・チャクラ（頭頂部チャクラ）の役割と瞑想効果

サハスラは「千」という意味で、サハスラーラ・チャクラは頭頂部に位置し、千の花弁を有する蓮華で表される。それぞれの花弁にはサンスクリット語のアルファベット50文字が何度も（50×20）繰り返し書かれている。シヴァ神の居所であり、シャクティ女神と究極的結合により、サーダナー（成就法）の最終目的が実現される。クンダリニー・エネルギーがこのサハスラーラ・チャクラに到達すると、ヨーギー（ヨーガ行者）は超意識状態および最高の知識を得る。

アージュニャー・チャクラ以下の六つのチャクラを、主要なチャクラとする場合が多い。なぜなら、このサハスラーラ・チャクラは、その六つのチャクラを含めたすべてのチャクラより、上位に位置しているからである。

チャクラを感じ取る繊細な感覚の開発

さてここまでで、一通りチャクラの説明は終えたが、実際にチャクラを開発したり霊視したりするためには、どうしたらよいかという点に触れてみよう。

チャクラの存在が実感としてつかめている人というのは、少ないと思う。むしろ全くわからないというのが、普通の人だろう。その全くわからない状態から、いきなりチャクラを開いたり、霊視したりしたいと思っても無理がある。階段を一段ずつ昇っていくように、段階を踏んでいく必要がある。

そのために大切なのは「ほんの少しの感覚」に注意を向けることである。もともとチャクラは肉体上にあるのではなく、もっと精妙なアストラル体内に存在するものなので、こまやかな感性がなければつかめない。

サハスラーラ・チャクラまで含めた七つのチャクラを感じ取るためのヒントを、一つずつ取り上げていくことにする。私の体験をもとに順を追って説明していく。

① まずプラーナ（宇宙に満ちている根源的なエネルギー）を体内に取り入れるために、スヴァディシュターナ・チャクラの感覚をつかむようにする。具体的には、男性ならば性器の根元に、女性ならば子宮に力を入れてみる。その力を抜いたとき、その後に残ったエネルギーの感じにしっかりと注意を向ける。

力を入れたり抜いたりをしばらく繰り返す。「エネルギーを吸い込む」という気持ちで力を入れるようにして、徐々にエネルギーが溜め込まれていく様子を感じ取るようにする。

②　ある程度溜め込まれたら、そのエネルギーがムーラーダーラ・チャクラに送り込まれる様子に注意を向けるようにする。ムーラーダーラ・チャクラの感覚をつかむには、肛門を締めたり緩めたりする。肛門を締めるというのは、ムーラ・バンダというヨーガの重要なテクニックの一つである。

この場合も緩めた後に残ったエネルギーの感じに、しっかりと注意を向けるようにする。そしてムーラーダーラ・チャクラのエネルギー量が飽和状態に近づくと、少しずつ押し上げられて、スヴァディシュターナ・チャクラへと送り込まれる。

今度はスヴァディシュターナ・チャクラはエネルギーが通り過ぎるだけで、それ以上の働きはない。したがってエネルギーの流れを感じ取り、次々にマニプーラ・チャクラに送り込まれるのを、しっかりと体感できれば最高である。

③　次のマニプーラ・チャクラの場合は、手がかりとして臍のあたりの腹部とその後ろの背中に両手を当てて、そのあたりに温かい感覚を起こし、手を離した後にどういう感じ

が残るかを観察する。注意深く観察すると、必ずエネルギーの「動き」が見つかる。

その微妙な動きをつかまえることが重要である。このマニプーラ・チャクラは、かなり多量のエネルギーを溜め込むことができるので、しっかりと実感してほしい。

④ そしてアナーハタ・チャクラは片手を胸の中央部に当てて観察する。しばらくして、胸と手のひらの間に薄い膜のようなものが感じられれば、しめたものである。それがアストラル体の存在をつかむ大きな手がかりである。手を離してからもその感覚が残っていて、そのまま持続できれば理想的である。

もう一つは手を当てていたあたりにエネルギーの動きを感じ取ることである。細かな観察能力が身に付いてくれれば、比較的楽に感じられるだろう。

⑤ 次のヴィシュッダ・チャクラのほうがつかみにくいかもしれない。スヴァディシュターナ・チャクラと、ヴィシュッダ・チャクラが最も実感しにくいチャクラだからである。手がかりとしては、首の後ろへ手を当てて呼吸を観察してみるとよい。外からの温かい感じと、内側からの少し冷たい感じが喉のあたりで合わさって、微妙なエネルギー

状態が起きるはずである。

それが感じられたら、手を離してさらに喉のあたりに意識を集中する。このときに緊張してはいけない。必ずリラックスした状態でなければ、ヴィシュッダ・チャクラの存在をつかむことはできない。

力をほとんどかけずに、喉の開閉を繰り返すことができれば、もっとつかみやすいのだが、それは少し難しいかもしれない。なるべくリラックスして、喉のあたりに意識を集中することから始めたほうがよいだろう。

⑥

さて次のアージュニャー・チャクラだが、まず眉間のポイントを見つけてほしい。眉間というのは、文字どおりなら眉と眉の間なのだが、それより少し上にある。人差し指を眉と眉の間に当てて、皮膚の上を滑らすように擦り上げていくと、スッと止まるところがある。そこは指先がはまり込むような感じで止まるはずである。

そのポイントが見つかったら、そこに爪先を押し当てて強い刺激を与える。離した後もかなりはっきりとした感覚が残るはずである。それを手がかりに集中して少しすると、そこにチリチリとした感じが生じる。細かくうごめいているような感じがしたら、それがアージュニャー・チャクラのエネルギーの動きである。これは比較的簡単につかめるだろう。

それよりも、集中を止めた後にその感覚が残ることのほうが問題である。普通は集中することのほうだけを問題にするが、実は集中を止めるときのスピードで集中力の差が出るのである。どのくらい早く集中していたときの感覚を消し去ることができるかが、重要なポイントである。

むろん瞬間的に消してしまうことができれば最高だ。このアージュニャー・チャクラの場合は、そのあたりを主に練習するとよい。

⑦　七つ目のサハスラーラ・チャクラだが、このチャクラは実感としてつかむのは、かなり難しいかもしれない。一応手がかりとして、頭頂部に爪先を押し当てて強い刺激を与えてみるとよいだろう。

その刺激の行方を追いかけてみると、頭の内部へ向かうのと、もう一つ外のほうへ向かうのが感じられればよい。最終的には頭の上方にエネルギーの存在が感じられ、それが自分自身の存在の一部として実感できれば理想的である。

チャクラを感じ取り、チャクラを霊視しようとしたら、最も重要なのは「細かな観察能力」である。前述したように「いきなりチャクラが開いてしまった」などというのは、漏電しているだけのことであり、細かな観察能力があれば、そのことに気づくはずである。「悟りを開いた」とか「解脱した」というのも、本人が言っているとしたら、観察能力がないだけのことである。悟ったとか解脱したという主張をする部分のエゴが消え去ってからでないと、本当の悟りは得られない。本当に悟りを得たら、自分から悟ったなどとは言わなくなるくらいのことは、細かな観察能力があればわかることである。

自分自身を知ることが、どのぐらい重要であり大変なことであるかに気づいていたのが、いにしえのヨーガ行者である。「自分自身のすべてを知れば、宇宙のすべてを知ることができる」と記されたヨーガ教典の言葉には重みがある。

私も、心臓の鼓動を止めたり、空中浮揚をしたりしているが、自分自身のすべてを知るのは、はるか先のことだと思う。それでも亀のような歩みを続けて、ほんの少しずつでも観察能力を高めていくつもりである。

3 タンギング（呼吸分断法）系の技法

声帯を狭くする技法の重要性

この第3章「繊細な呼吸法」は、ヴァーユのコントロールを肉体感覚としてつかむために、私が作り上げたメソッドである。ウダーナ・ヴァーユ（上気）とプラーナ・ヴァーユ（生気）との関係が深い喉の周辺のコントロールと、サマーナ・ヴァーユ（等

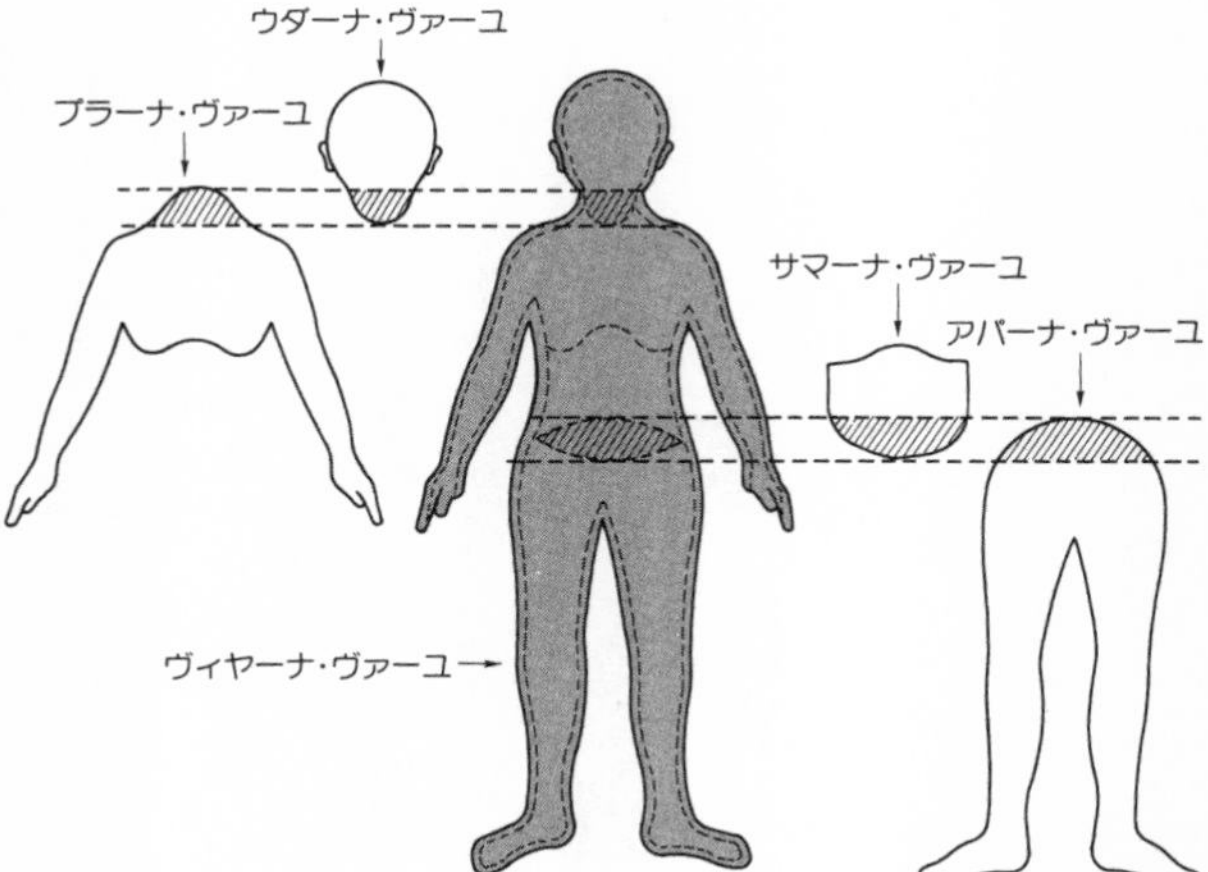

気）とアパーナ・ヴァーユ（下気）との関係が深い腹部のコントロールが中心になっている。ここでは、体内感覚で（主に喉と腹部周辺を）繊細に鋭くつかみ取ってもらいたい。

ヴァーユのコントロールを体得するには、喉と腹部が重要なポイントなのだが、特に喉のコントロールは最も大切である。その喉のコントロールに関して非常に興味深い新聞記事（昭和61年11月17日付東京新聞）があるので紹介してみる。

フルート音色の秘密は声帯　大和市の医師が新説

フルート奏者らが奏でる美しい音色の秘密は声帯にある。——神奈川県大和市で耳鼻咽喉科を開業している向井将医師が演奏中の喉の動きを観察し、上手な人と下手な人では声帯の使い方が全く異なることを突き止め、このほど東京で開催された「日本気管食道学会」で発表した。この「発見」は、「吹く時は喉（声帯）を開けるようにして」というフルートの教則本などにも記されている常識を覆すもので、大きな反響を呼んでいる。

声帯は付随する軟骨で開閉、呼吸する時は開け、声を出す時は閉める。向井医師は、管楽器を吹く時にはどんな状態になるのか調べるため、フルートやトランペット、尺八など八種類の楽器の奏者に協力を依頼。まず、鼻から喉にかけて局部麻酔し、鼻からファイバースコープを挿入。この状態で曲を演奏してもらい、その間の声帯の動きを観察した。

延べ五八回にわたる観察の結果、楽器の種類とは関係なく、プロを含めた上手な奏者の声帯は、ほとんど閉じられ、わずかにすき間があるだけ。これに対して、下手な人や全く楽器を手にしたことがない人の声帯は終始開きっぱなし。こうした違いは口笛でも同じだった。

この結果について向井医師は「声帯を狭くして気流を調節することがよい音に近づく第一歩。体には、耳と唇が声帯を調節する何らかのメカニズムがあるのではないか」と話している。

この向井医師の説は、私が作り上げた「繊細な呼吸法」のテクニックの説明にとても役立つ。この「繊細な呼吸法」が下手な人は喉が開きっぱなしで、閉じることがうまくできない。上手な人は喉の開閉が実にうまくできる。

楽器の演奏と同じように、上手な歌手も喉のコントロールがうまい。インドのパンジャーブ民謡のグルミートバワという女性歌手も、豊かな声量で迫力のある歌手だが、彼女のロングトーンはなんと20～30秒も続くのである。実際のステージでその声を聞くと、彼女の喉のコントロール能力を肌で感じることができる。

その喉のコントロールをつかんでもらうために私が開発したのが、このタンギング系である。出入りする息を、唇と舌先と喉で分断する3種類のテクニックだが、その中の、舌先で分断するという意味の「タンギング」をこの系統の名前にした。なお、このタンギング系はすべて口からの呼吸なので、鼻から息が出入りしないように、喉の上方の鼻への通路は閉じておく。

呼気を唇で分断する技法

唇を一定の形にしておいてリラックス状態を保つというのは、案外難しいものである。「耳と唇が声帯を調節する何らかのメカニズムがあるのではないか」と話した向井医師の説には、この唇を使うテクニックの重要さが感じられる。

ここからは行法が三つの段階に分けられているが、第1段階が普通のスピードで、第2段階が遅く、第3段階が早いスピード、という具合になっている。したがって最初は第1段階の普通のスピードだけ練習すればよい。第1段階が指定された回数内で安定してできるようになったら、第2段階、第3段階に挑戦してほしい。

《行法》

① 半内的完全呼吸法で息を吸い込んでいき、吸い終わるときに口をすぼめる。
② 息を吐くための圧力が内側から唇にかかった瞬間、その圧力で唇が押し開けられて息がほんの少し出る。
③ 息が出た途端、唇は閉じられる。
④ 息を吐き終わるまでこれを決められたスピードで、断続的に繰り返す。

第1段階　1.5秒（メトロノーム＝40）に2回で、32～64回を1セットとする。
第2段階　1秒に1回で、16～32回を1セットとする。
第3段階　1.5秒に4回で、64～192回を1セットとする。

《要点》

(1) 息が出るときに「プッ」という音が出るのが正しい。1回毎に息を押し出すと「ポッ」という音になり、もっと口を開けると「パッ」という音になってしまう。

(2) 口をすぼめるが、力が入ったり緊張してはいけない。唇の中央部だけが押し開けられるようにするのだが、それにはなるべく唇の力を抜いておく必要がある。

(3) あぶくが1個ずつ出るような感じになる。

呼気を舌先で分断する技法

これも唇を一定の形にしたままで行う。さらに舌も一定の形にしておいてリラックス状態を保つようにする。

《行法》

① 半内的完全呼吸法で息を吸い込んでいき、吸い終わるときに口を「オー」と発音

するときの形にしてすぼめ、舌先を上の歯の付け根に軽く当てて息を止める。

②息を吐くための圧力がかかった途端、舌先が離れて息が出る。

③離した瞬間に舌先が戻り、息が止まる。

④息を吐き終わるまでこれを決められたスピードで、断続的に繰り返す。

第1段階　1.5秒に2回で、32〜64回を1セットとする。

第2段階　1秒に1回で、16〜32回を1セットとする。

第3段階　1.5秒に4回で、64〜192回を1セットとする。

呼気を喉で分断する技法

ここで初めて口を大きく開ける呼吸法が出てくるので、口の開け方について触れてみよう。まず口を大きく開けたときに、こめかみのあたりに緊張が生じる。大きめに開けた場合は唇の周りにも緊張が生じる。口を開け終わった直後から徐々にその緊張が解消へ向かうのを感じ取ってほしい。ここで自覚できる緊張をできるだけ短時間のうちに消し去ってしまう必要がある。理想的には１秒以内に消し去ってしまいたい。

《行法１》

①半内的完全呼吸法で息を吸い込んでいき、吸い終わるときに口を「アー」と発音するときの形にして開け、喉を閉じて息を止める。
②息を吐くための圧力がかかった途端、喉が開いて息が出る。
③開けた瞬間に喉が閉じられて息が止まる。
④息を吐き終わるまでこれを決められたスピードで、断続的に繰り返す。

第１段階　1.5秒に２回で、32〜64回を１セットとする。
第２段階　１秒に１回で、16〜32回を１セットとする。
第３段階　1.5秒に４回で、64〜１９２回を１セットとする。

《行法2》

①〜④まで行法1と同じだが、口を「オー」と発音するときの形にする。

第1段階　1.5秒に2回で、32〜64回を1セットとする。
第2段階　1秒に1回で、16〜32回を1セットとする。
第3段階　1.5秒に4回で、64〜192回を1セットとする。

《行法3》

①〜④まで行法1と同じだが、口を「ウー」と発音するときの形にする。

第1段階　1.5秒に2回で、32〜64回を1セットとする。
第2段階　1秒に1回で、16〜32回を1セットとする。
第3段階　1.5秒に4回で、64〜192回を1セットとする。

《要点》

(1) 行法1では「カッ」という音が出て、行法2では「コッ」という音が出て、行法3では「クッ」という音が出るが、発音はしないようにする。

(2) 終わるまで唇の形を変えないようにする。

吸気を喉で分断する技法

一般的には息を吸うときの喉の開閉のほうが、吐くときより難しい。したがってこのテクニックが正しくできれば、決められた回数の範囲内で終わる。それより少ない回数で終わってしまうとしたら、喉を閉じるのが遅いのだろう。また逆に決められた回数より多くなったとしたら、喉が開いている間に息を吐いている可能性があるので注意してほしい。

《行法1》

① ゆっくりと息を吐いていき、吐き終わるときに口を「ウー」と発音するときの形

にして開け、喉を閉じて息を止める。
②息を吸うための圧力がかかった途端、喉を開いて息が入る。
③開けた瞬間に喉が閉じられて息が止まる。
④息を吸い終わるまでこれを決められたスピードで、断続的に繰り返す。

第1段階　1.5秒に2回で、24〜48回を1セットとする。
第2段階　1秒に1回で、12〜24回を1セットとする。
第3段階　1.5秒に4回で、48〜144回を1セットとする。

《行法2》

①〜④まで行法1と同じだが、口を「オー」と発音するときの形にする。

第1段階　1.5秒に2回で、24〜48回を1セットとする。
第2段階　1秒に1回で、12〜24回を1セットとする。
第3段階　1.5秒に4回で、48〜144回を1セットとする。

《行法３》

①〜④まで行法１と同じだが、口を「アー」と発音するときの形にする。

第１段階　1.5秒に２回で、24〜48回を１セットとする。

第２段階　１秒に１回で、12〜24回を１セットとする。

第３段階　1.5秒に４回で、48〜１４４回を１セットとする。

《要点》

(1) 行法１では「クッ」という音が出て、行法２では「コッ」という音が出て、行法３では「カッ」という音が出るが、発音はしないようにする。

(2) 終わるまで唇の形を変えないようにする。

(3) 一般的には吸気のほうが難しいので、回数を少なくしているが、正しくできるならば呼気のときの回数にしてもよい。

4 ジャーランダラ・バンダ（喉開閉法）系の技法

呼気で喉の開閉をする方法

ジャーランダラ・バンダというのは、本来喉を締めるテクニックだが、このジャーランダラ・バンダ系は、ヴァーユのコントロールを身に付けるために私が開発した、喉を開閉するテクニックである。

基本的にはタンギング系の「呼気を喉で分断する」を口を閉じてすればよいのだが、実際は口を開けているときより難しくなる。特に口が閉じられているため喉の開閉音が聞こえにくく、いい加減になっているのに気が付かない場合があるので注意したほうがよい。

喉の開閉がしっかりできていれば、音ははっきり聞こえる。

《行法》

①半内的完全呼吸法で鼻から息を吸い、喉を閉じていったん止める。
②息を吐くための圧力がかかった状態で、瞬間的に喉を開く。
③開いたら瞬間的に閉じる。
④息を吐き終わるまで②〜③を規則的に繰り返す。

第１段階　1.5秒に２回で、24〜48回を１セットとする。
第２段階　１秒に１回で、12〜24回を１セットとする。
第３段階　1.5秒に４回で、48〜１２０回を１セットとする。

《要点》

(1)　1.5秒はメトロノームで40くらいで、1.5秒に２回ではメトロノームで80くらいを１回として練習するとよい。

（2）喉の開閉による破裂音は出るが、吐く息の音は出さない。したがって、出る音は時計が秒を刻む音に似ている。

（3）息を押し出したり、喉を締めて音を出そうとすると、1回毎に息を吸ってしまうことになり、決められた回数より多くなってしまう。正しく喉の開閉ができると、決められた回数以内に吐き終わるはずである。

（4）喉を閉じるのができないという人がいるが、その人はまず、息を吸い込んで水に潜ることをイメージするとよい。そのときには必ず喉は閉じられている。次に、苦しくなって水面から顔を出し鼻から呼吸することをイメージすると、喉は開けられている。

吸気で喉の開閉をする技法

喉の開閉をうまくするには、できるだけリラックスすることである。うまくいかない人は、たいてい喉を締めようとしてしまう。喉を締めたり、緊張させたりするとうまく開閉できない。そして喉を緊張させないと同時に、体全体もなるべくリラックスさせておくようにする。

《行法》

①下部呼吸法の要領で鼻から息を吐き、喉を閉じていったん止める。
②息を吸うための圧力がかかった状態で、瞬間的に喉を開く。
③開いたら瞬間的に閉じる。
④息を吸い終わるまで②〜③を規則的に繰り返す。

第1段階　1.5秒に2回で、16〜32回を1セットとする。
第2段階　1秒に1回で、8〜16回を1セットとする。
第3段階　1.5秒に4回で、32〜96回を1セットとする。

《要点》

(1)一般的には吸うほうが難しいので、1セットの回数を少なくしたが、それでも喉を緊張させると決められた回数までいかないので注意するように。

⑵息を吸う、という意識ではなく、喉が開けられたので息が入ってくるようにする。したがって、喉を閉じるのを早くできるようになれば、決められた回数の最大値でできるようになる。

呼気と吸気で喉の開閉をする技法

呼気での喉の開閉がちゃんとできていれば、それを交互に連続させればできる。しかし何回も続けるには、かなりの集中力がいる。このテクニックは精神力、集中力の訓練の要素がある。

《行法》

①半内的完全呼吸法で鼻から息を吸い、喉を閉じていったん止める。

②息を吐くための圧力がかかった状態で、瞬間的に喉を開く。

③開いたら瞬間的に閉じる。
④決められた回数になったら、今度は息を吸うための圧力がかかった状態で、瞬間的に喉を開く。
⑤開いたら瞬間的に閉じる。
⑥決められた回数になったら、②につなげて規則的に繰り返す。

第１段階　1.5秒に２回で、吐きを16回、吸いを12回として繰り返す。
第２段階　１秒に１回で、吐きを８回、吸いを６回として繰り返す。
第３段階　1.5秒に４回で、吐きを32回、吸いを24回として繰り返す。

《要点》

(1) 吐きから吸いへと、吸いから吐きへの切り替えをどのくらいうまくできるかが一番大きなポイントである。熟達すると、どこで吸ってどこで吐いているのかわからないぐらいになる。
(2) 理論的には無限に繰り返せるはずだが、集中力と精神力がどのくらい続くかによる。

5　カパーラ・バーティ・クリヤー（頭蓋光明浄化法）系の技法

片鼻でカパーラ・バーティ・クリヤー（頭蓋光明浄化法）をする

腹部と喉をバランスよくコントロールするための行法が中心である。また片鼻の呼吸は、意識を一定の状態に保つための重要な基礎訓練になる。

このテクニックから行法が４段階に分けられるが、第１段階が基本になる。第２段階は指の交替が倍になる。第３段階は第１段階と同じだが、スピードが早くなる。そして第４段階は早いスピードで指の交替が倍になる。

当然第４段階が一番難しいので、最初から練習する必要はない。まずは第１段階をしっかりと練習するところから、徐々に段階を進めていってほしい。

《行法》

① 右手の人差し指を折り曲げ、右肘を肩の高さに上げて、親指で右小鼻を押さえる。
② 左鼻孔から決められた回数、カパーラ・バーティ・クリヤーを行い、中指で左の小鼻を押さえる。
③ 親指を離し、右鼻孔から決められた回数、カパーラ・バーティ・クリヤーを行い親指で右の小鼻を押さえる。
④ 中指を離し、②〜③を決められた回数繰り返す。

第1段階　1秒に1回のリズムで、左（4回）右（4回）を4回繰り返す。（計32回）
第2段階　1秒に1回のリズムで、左（2回）右（2回）を8回繰り返す。（計32回）
第3段階　1.5秒に2回のリズムで、左（4回）右（4回）を8回繰り返す。（計64回）
第4段階　1.5秒に2回のリズムで、左（2回）右（2回）を16回繰り返す。（計64回）

《要点》

(1) 意識を一定の状態に保つ必要があるので、特に指を替えるときに意識状態が変わらないようにする。

(2) 指を替えるときにリズムを乱れさせないようにする。

(3) 強さが変わったり、回数を間違えたりしないこと。

(4) 1.5秒はメトロノームで40くらいで、1.5秒に2回ではメトロノームで80くらいを1回として練習するとよい。

カパーラ・バーティ・クリヤー（頭蓋光明浄化法）に喉の開閉を加える技法

これはカパーラ・バーティ・クリヤーと喉の開閉がちゃんとできていれば、楽にクリヤーできるテクニックである。特に喉の開閉がちゃんとできていれば問題ないのだが、そのあたりをマスターしていない人は、もう少しタンギング系の「呼気を喉で分断する」の練習をしたほうがよい。

《行法》

①　喉を閉じた状態で、息を吐くための圧力を軽くかける。
②　圧力がかかった瞬間に喉を開けると、息が吐き出される。
③　息が出た瞬間に、同量の息が入ってから喉を閉じる。
④　①〜③を規則的に繰り返す。
⑤　1.5秒に1回で、10回を1セットとして行う。

《要点》

(1)　①〜③は1秒以内（熟達者は0.5秒以内）で終わらせる。
(2)　喉は開閉するのであって、絶対に締めてはいけない。
(3)　カパーラ・バーティ・クリヤーに喉の開閉が加わると、意識は真上ではなく45度前方に向ける。

片鼻でのカパーラ・バーティ・クリヤー（頭蓋光明浄化法）に喉の開閉を加える技法

片鼻を押さえるテクニックはここまでである程度練習できたと思う。注意しなければならないのは、必ずいったん両方をふさいでからもう片方を離す、ということである。それがスピードが早くなるといい加減になりがちなので、注意したほうがよい。

《行法》

①右手の人差し指を折り曲げ、右肘を肩の高さに上げて、親指で右小鼻を押さえる。
②左鼻孔から決められた回数、喉の開閉を加えたカパーラ・バーティ・クリヤーを行い、中指で左の小鼻を押さえる。
③親指を離し、右鼻孔から決められた回数、喉の開閉を加えたカパーラ・バーティ・クリヤーを行い、親指で右の小鼻を押さえる。
④中指を離し、②〜③を決められた回数繰り返す。

第1段階　1.5秒に1回のリズムで、左（4回）、右（4回）を2回繰り返す。

第２段階　1.5秒に１回のリズムで、左（２回）、右（２回）を４回繰り返す。
第３段階　1.5秒に２回のリズムで、左（４回）、右（４回）を４回繰り返す。
第４段階　1.5秒に２回のリズムで、左（２回）、右（２回）を８回繰り返す。

《要点》

⑴　1.5秒に１回が無理なら、最初は２秒に１回でもいいから途中で止めずに、決められた回数まで行うようにする。

⑵　1.5秒に２回を可能にするには、喉の開閉の正確さとスピードである。特に閉じを速くするのがコツだが、それには絶対に喉を緊張させないことである。

6　バストリカー・プラーナーヤーマ（ふいご呼吸法）系の技法

生命力を高めるバストリカー・プラーナーヤーマ（ふいご呼吸法）

バストリカー・プラーナーヤーマとカパーラ・バーティ・クリヤーを、同じテクニックとしている文献や指導者があるが、私は全く別のテクニックであると考えている。なぜなら、名前も内容も全然違うからである。

カパーラ・バーティ・クリヤーは基本的な呼吸法（121頁）のごとく、カパーラ＝頭蓋骨、バーティ＝光、クリヤー＝浄化、という名前の意味のとおり、頭部を中心に全体を浄化し、光り輝かせるテクニックである。

一方このバストリカー・プラーナーヤーマは、バストリカー＝ふいご、という名前のごとく、鍛冶屋のふいごが空気を送り込むのに似た呼吸法である。したがって、プラーナを身体の中に送り込み、生命エネルギーに満ちた状態にしていくテクニックである。

《行法》

①口を閉じて腹部をほんの少し膨らます感じで息を吸う。
②腹から押し出すように吐き、腹に流れ込ませるように吸う。
③1.5秒（メトロノーム＝40）に1呼吸（吐いて吸って1呼吸と数える）で、②を8呼吸行い、最後に少し多めに吸い込んで喉を軽く閉じ、5〜8秒くらい止める。
④喉を開け鼻から自然に息を吐く。

《要点》

(1)呼気と吸気の折り返しをきれいにするために、無限大マーク∞をイメージするとよい。したがって呼気、吸気ともに中間を膨らませる感じにする。
(2)呼吸の音は、鼻の周辺で共鳴するようにし、喉の周辺で響かないようにする。

(3) 多少上体が前後に動いてもよいが、体を動かすのが目的ではないので、不必要な動きはなるべく避ける。特に吸気のときに胸や肩が上がり出すと、めまいや失神を起こす可能性があるので注意すること。その場合は途中でやめる。

片鼻でバストリカー・プラーナヤーマ（ふいご呼吸法）をする

バストリカー・プラーナヤーマは、表面的には誰がやってもできる呼吸法である。しかし「プラーナを全身にバランスよく送り込む」という内面的な部分は難しいし、バンダ（締めつけ）を加えるとさらに難しくなる。したがって本格的なバストリカー・プラーナヤーマは第４章でやるが、ここではその準備として、バンダを入れないで片鼻と喉の開閉を組み合わせた呼吸法を練習してもらう。

《行法》

① 右手の人差し指を折り曲げ、右肘を肩の高さに上げて、親指で右小鼻を押さえる。

②左鼻孔から決められた回数、バストリカー・プラーナーヤーマを行い、中指で左の小鼻を押さえる。
③親指を離し、右鼻孔から決められた回数、バストリカー・プラーナーヤーマを行い、親指で右の小鼻を押さえる。
④中指を離し、②～③を決められた回数繰り返し、最後に少し多めに吸い込んで両鼻孔を押さえ、5～8秒くらい止める。
⑤両鼻孔を開け鼻から自然に息を吐く。

第1段階　1.5秒（メトロノーム＝40）に1呼吸のリズムで、左（4呼吸）、右（4呼吸）を2回繰り返す。（計16呼吸）
第2段階　1.5秒に1呼吸のリズムで、左（2呼吸）、右（2呼吸）を4回繰り返す。（計16呼吸）
第3段階　1.5秒に2呼吸のリズムで、左（4呼吸）、右（4呼吸）を4回繰り返す。（計32呼吸）
第4段階　1.5秒に2呼吸のリズムで、左（2呼吸）、右（2呼吸）を8回繰り返す。（計

32呼吸）

《要点》

(1) 第1段階と第2段階は、前述のバストリカー・プラーナーヤーマの要点と同じ。

(2) 第3段階と第4段階は、中間に膨らみを持たせる呼吸ではなく、むしろ同じ幅のまま繰り返すようにする。

バストリカ・プラーナーヤーマ（ふいご呼吸法）に喉の開閉を加える技法

このテクニックは、今までの呼吸法よりさらに喉の開閉が難しくなる。特に吐き終わってから喉を閉じて、次に吸いに入るときに喉を開けるのが難しい。このときにちゃんと喉が閉じられないことが多い。次に喉を開けるときにも開ききらないで、中途半端になりがちである。

《行法》

①喉を閉じた状態で、息を吐くための圧力を軽くかける。
②圧力がかかった瞬間に喉を開け、息を腹から押し出すように吐いてから喉を閉じる。
③喉を閉じた瞬間に息を吸うための圧力を軽くかける。
④圧力がかかった瞬間に喉を開け、腹に流れ込ませるように吸ってから喉を閉じる。
⑤1.5抄（メトロノーム＝40）に1呼吸（吐いて吸って1呼吸と数える）で、①〜④を８呼吸行い、最後に少し多めに吸い込んで喉を軽く閉じ、５〜８秒くらい止める。
⑥喉を開け鼻から自然に息を吐く。

《要点》

(1) ２２４頁のバストリカー・プラーナーヤーマよりは、中間での膨らみは少なくてもよい。
(2) 喉を閉じるタイミングが難しいが、特に吸いの前の閉じは遅れる可能性があるので注意すること。

片鼻でのバストリカー・プラーナーヤーマ（ふいご呼吸法）に喉の開閉を加える技法

ここまでくると、難しさも半端でなくなる。私も、とうとうこのテクニックに関しては第3段階と第4段階をはずしてしまった。実は最初のころは、やっていたのだが、難しすぎて誰もできないので、教えるのをあきらめてしまったのである。せめて第1段階と第2段階はちゃんと練習してもらいたい。

《行法》

① 右手の人差し指を折り曲げ、右肘を肩の高さに上げて、親指で右小鼻を押さえる。
② 左鼻孔から決められた回数、喉の開閉を加えたバストリカー・プラーナーヤーマを行い、中指で左の小鼻を押さえる。
③ 親指を離し、右鼻孔から決められた回数、バストリカー・プラーナーヤーマを行い、親指で右の小鼻を押さえる。
④ 中指を離し、②〜③を決められた回数繰り返し、最後に少し多めに吸い込んで両鼻孔を押さえて、5〜8秒くらい止める。

⑤両鼻孔を開けて、鼻から自然に息を吐く。

第１段階　1.5秒に１呼吸のリズムで、左（４呼吸）、右（４呼吸）を２回繰り返す。（計16呼吸）

第２段階　1.5秒に１呼吸のリズムで、左（２呼吸）、右（２呼吸）を４回繰り返す。（計16呼吸）

《要点》

(1) 片鼻呼吸の中で、指を替えるタイミングが一番難しい。片方をふさいだ瞬間には、もう片方の指は離れていなければならないが、少しでも早いと両鼻が開いた状態になってしまう。タイミングがピタッと合うと、出る息の圧力ではじかれたように指が離れる。

(2) たぶん最初は1.5秒に１呼吸ではできない人が多いと思う。その場合、自分のできる範囲のスピードで練習してよい。

第4章　極意　超越的な呼吸法

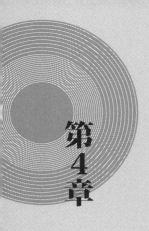

1　プラーナーヤーマ（呼吸法）の神髄に迫る

神の領域に迫るテクニック

単に息を吐いたり吸ったり、止めたりという意味の「呼吸法」から完璧に抜け出してプラーナーヤーマの神髄に迫るのがこの第4章である。伝統的なヨーガ呼吸法に隠された「神の領域に迫る」テクニックを可能な限り活字にしてみる、という大胆な試みに正面から取り組んでみた。

この第4章「超越的な呼吸法」では、次の8種類を紹介する。たぶんヴァーユのコントロールを身に付けるために考えられる、最も効率のよい方法だと思う。

①ウッジャーイー・プラーナーヤーマ
②内的完全呼吸法
③クリヤー・プラーナーヤーマ
④バストリカー・プラーナーヤーマ
⑤プラーナ・ヴァーユのコントロール
⑥サマーナ・ヴァーユのコントロール
⑦アパーナ・ヴァーユのコントロール
⑧ウダーナ・ヴァーユのコントロール

もちろんこの他にも「超越的な呼吸法」で紹介できる呼吸法はいろいろあるが、ヴァーユのコントロールを効率的につかんでもらうために、この８種類に絞った。

ウッジャーイー・プラーナーヤーマ（征服呼吸法）の極意

ここでのウッジャーイー・プラーナーヤーマは、「基本的な呼吸法」に出てきたウッジャーイー・プラーナーヤーマよりさらに音のコントロールが重要である。そしてもっと重要なのは意識のコントロールである。テクニックは「寝息」に近い音を出すのだが、なぜ「寝息」に近い音を出すのかが問題である。

「起きている状態で寝息を出す」といえば、少し専門的な知識のある人ならば、このウッジャーイー・プラーナーヤーマの本当の重要性に気づくはずである。今のところそれがわからない人は、そのことはいったん忘れてほしい。

《行法》

①半内的完全呼吸法でゆっくり息を吸い込んでから、自然に2〜3秒ほど止める。
②ゆっくりと鼻から息を吐いていくが、そのとき鼻腔の奥に息を当て、独特の摩擦音を出しながら吐くようにする。
③吐き終わる一瞬手前で、吸い始める。

④吐くときと同じ独特の摩擦音を出しながら吸っていき、吸い終わる一瞬手前で吐きはじめる。
⑤①〜④を繰り返す。
⑥吐き（4秒）、吸い（3秒）で3分間行い、安定してできるようであれば、次に、吐き（6秒）、吸い（4秒）で3分間行う。
⑦吐き（8秒）、吸い（6秒）で3分間を当面の目標にして、熟達してきたら吐きと吸いの秒数と繰り返しの時間を少しずつ増やしていく。

《要点》

(1)吐きへと吸いへの折り返しで引っかかったり、間が空いたりしたら駄目である。この呼吸法の一番のポイントは折り返しなので、いい加減な折り返しで3分間続けても意味がない。
(2)秒数と関係なく折り返しの練習をしてもよい。
③安定して3分間以上続けられるようになったら、その間の肉体面の変化や意識面の変化を、なるべく細かく把握できるようにする。

折り返しの部分をもう少し説明すると、「一瞬手前」というのは、吐いているうちに吸い出すとか、吸っているうちに吐き出すというのではない。吸い（または吐き）が目一杯になる「一瞬手前」ということである。だから実際には一瞬音が途切れるのだが、それが時間的には10分の1秒ぐらいで折り返せれば「間が空いた」という感じにはならない。

これは余談だが、楽器演奏のテクニックに「吐きながら吸う」というのがある。私が専門にしていたサキソフォンやトランペットの演奏者の中に、時々このテクニックを使う人がいる。ロングトーンといって一つの音を長く出し続けるのだが、常識では考えられないぐらい長く出せるのだ。つまり1分も2分も出し続けてしまうのである。

どう考えてもそんなに息が続くはずはない。サキソフォンならマウスピースをくわえて、トランペットならマウスピースに唇を当てて演奏するのだが、口から息を吐き出しながら鼻から息を吸う、という芸当をやってしまうのである。これができれば理論的には延々と音を出し続けることができる。

実際には、曲の中でやることなので、そんなに長くすることはないが、少なくとも聞いている人が「アレッ」と思う程度には出し続けられるのである。これも、ある意味での呼吸法のテクニックだといえるだろう。

最初の学生期は、８〜12歳にウパナヤナという儀式を経て、所属するカーストの人間であると認められてから、師の家に住み込んで、霊的成長や社会人として必要な知識を学ぶ。次の家住期は、家に帰り結婚をし、子供を育て、社会生活を営む。結婚も子供をつくることも義務の一つである。

そして林棲期は、家や財産を息子に譲り、森へ隠棲して解脱へ向けての修行をする。一定の修行を終えると、鉢と水入れと杖だけで、町や村を托鉢して回り、無上の至福感に包まれて生涯を終えるのである。

しかし現代のヒンドゥー教徒の多くは、家住期だけで生涯を終えてしまう。結婚をして家族を養うことに生涯を費やしてしまい、残念ながら自分の修行に専念するまで至らない。だからこそ、サンニャーシン（遊行者）に対しては、喜捨や布施を惜しまないのである。自分の果たせなかった夢を、実現させてくれている人に対しては、できる限りの布施をするのである。

そういう根本理念があるからこそ、明日の米に困っても、お布施をしてしまうのである。インドの金持ちは、日本では想像もできないほどの大金持ちである。その大金持ちが、全財産をあっさりと捨て、森に入り修行の毎日に明け暮れる、ということが実際に行われている。

日本でサンニャーシンになって、托鉢をして回ろうと思っても、喜捨や布施を集めることに最初から無理がある。明日食べる米がないのに、お布施を出す日本人はほとんどいないだろう。また大金持ちが、全財産をあっさりと捨て、森に入り修行の毎日に明け暮れるというのも、日本ではあまり聞いたことがない。インド人と同じ考え方を持つというのは無理にしても、日本人ももう少し心にゆとりがほしいものである。

私がガンに罹ったらインドへ行こうとするのには、日本では困難な托鉢をして回ることが、インドならばできるからだ。それともう一つは、どこか知らない村で倒れてしまっても、インドならば心配ないということも大きな要因なのである。

たとえば自分の家の前で倒れてしまったサンニャーシンがいたら、むろん医者に診せることもするが、余命いくばくもないとなったら、庭先にベッドを用意して毎日の食事の世話をしながら、死ぬまで面倒を見るという習慣がある。だからどこで行き倒れになっても心配がないのである。

インド人の輪廻観

いずれにしてもインドの人たちは、輪廻観と解脱願望から、いろいろな形でヨーガを実践している。

バクティヨーガ、カルマヨーガ、ジュニヤーナヨーガ、ハタヨーガ、ラージャヨーガ、などのいろいろなヨーガを実践して、少しでも解脱に近づこうとしている。しかしその一方で、解脱は簡単にはできないということも知っているので、今生ではたぶん解脱はできないであろうという思いもある。

インド人の解脱に対する願望は、日本人には想像もできないほど強く、その強い解脱願望から生まれたのが、カーシャーム・マラナム・ムクティヒ（ベナレスで死ねば解脱できる）という言葉なのである。

生きるのがやっとで、修行もできず、たいした徳も積めなかった人でも、最後にベナレスに行って死ねば解脱できますよ、というインド人にとってはこの上なくありがたい言葉なのである。

貧しくても辛くても、その言葉に支えられて生きてきた人たちは、死期が近づくと聖地ベナレスに集まる。そして、死（＝解脱）をもうすぐ迎えられるということから、和やかな表情になり、心安らかな毎日を過ごすのである。

ベナレスで死期を迎えられるのは、インドでもほんの少しの人だけである。金持ちがベナレスで死ねるというわけではなく、また貧しいからベナレスで死ねない、ということもない。過去世から現世までのいろいろなカルマの結果として、ベナレスで死を迎えることになるので、その人たちはインド人の中のいわばエリートといえる。

しかしただ単にベナレスで死ねば解脱できるというわけではない。それまでには数多くの生まれ変わりを繰り返し、あらゆる経験をし、最終的に人間としての勉強を終えると解脱できるのである。

数多くの生まれ変わりを繰り返す中でインドに生まれ、しかもベナレスで死を迎えるということが、すでに重要な意味合いを持っているので、カーシャーム・マラナム・ムクティヒ（ベナレスで死ねば解脱できる）という言葉が単なる方便だとはいい切れない。

今までに膨大な数のインド人が解脱できると信じて、最大の聖地ベナレスに来ては死を迎え、灰と遺骨をガンジス河に流してきた。その積み重ねからくる「場のヴァイブレーション」は強力なものがある。

そのヴァイブレーションというのは、もともと解脱願望のない人には、あまり感じられない性質のものである。解脱願望の強い人ほど、強く感じられ、影響を受ける。

ひたすら解脱を願望し、大金持ちでも山にこもって修行をし、托鉢をしながら生涯を終えるのと、物質文明にどっぷり浸かって生きるのと、どちらが快適な生き方なのかは、価値観の違いがあるので何ともいえない。

ただ、聖地ベナレスに来て、死（＝解脱）をもうすぐ迎えられるという心安らかな毎日を過ごすのも、快適な生き方のうちの一つだということはいえる。

経典の裏側から蘇ったクリヤー・プラーナーヤーマ（浄化呼吸法）の極意

インド人の解脱願望には、生まれてきたことがすでに「不浄」なことだ、という考えも含まれている。生きているうちに少しでも「浄化」しよう、という考えから、沐浴したり聖地巡礼などを熱心にするのである。

その解脱へのアプローチとして最も重要な「浄化」を、積極的に促進させるために私が開発した呼吸法が、クリヤー・プラーナーヤーマである。

このクリヤー・プラーナーヤーマは、ヨーガ関係のどの本を見ても出ていないのではないかと思う。私が今までに見てきた範囲では、「クリヤー・プラーナーヤーマ」という名前もこの行法もなかったが、むろんあっても不思議ではない。

なぜなら、私がこのクリヤー・プラーナーヤーマを開発したヒントになっているのが、ヨーガ経典だからである。クリヤー・プラーナーヤーマは経典には書かれていないのだが、経典の記述の裏から浮かび上がってきた、という表現が一番近いだろう。

ヨーガ経典を洞察する能力のある人ならば、私と同じようにこのクリヤー・プラーナーヤーマを見つけ出すことができるだろう。

《行法1》

① 半内的完全呼吸法で息を吸い込んでいく。

② 吸い終わるまでに上下の歯を合わせて、舌先を上の歯の付け根につけて口をすぼめる。

③ 吸い終わったら、舌先を上の歯の付け根から少し離し、すぼめた口の間から息を

吐いていく。

④かなりしっかりした（ガス漏れのような）音を、吐き終わるまで出し続ける。

《行法2》

①半内的完全呼吸法で息を吸い込んでいく。

②吸い終わるまでに上下の歯を合わせて、舌先を上の歯の付け根につけて口をすぼめる。

③吸い終わったら、息を頬に当てるようにして、すぼめた口の間から息を吐いていく。

④かなりしっかりした（ガス漏れのような）音を、吐き終わるまで出し続ける。

《要点》

⑴基本的な呼吸法にあるウッジャーイー・プラーナーヤーマの要点（118頁）と同じである。

⑵20秒以上、40秒くらいまでを目安に、しっかりした音を出すようにする。もちろん正確にできるならば長いほうがよいので、当然40秒以上になってもいい。

(3) ①は、頬は膨らまさない。熟達したら舌先を上の歯の付け根に付けたままで、同じようにできる。ただしこれは、②から頬の膨らみを少しずつ減らしていくようにすると、つかみやすい。

(4) ②は、頬を膨らませるが、全体ではなく一部分が膨らむようにする。

(5) どちらも吐き始めてから吐き終わるまで、唇や頬や舌の形を変えないようにする。

バストリカー・プラーナーヤーマ（ふいご呼吸法）の極意

第3章で説明したバストリカー＝ふいご、という名前のとおり、表面的には鍛冶屋のふいごのようになり、内面的には「プラーナを全身にバランスよく送り込む」のだが、ここではジャーランダラ・バンダ（喉の締めつけ）を正確にするのと、同時にムーラ・バンダ（肛門の締めつけ）、ウッディーヤナ・バンダ（内臓の背側への締めつけ）も正確に行う。

さらにスシュムナー・ナーディの三つの結節（ブラフマ結節・ヴィシュヌ結節・ルドラ結節）を破壊して、プラーナを頭頂部まできれいに流れるようにするのが、ここでのバストリカー・プラーナーヤーマである。肉体とさらに精妙なアストラル体も含めての浄化法である。

《行法》

①口を閉じて腹部をほんの少し膨らます感じで息を吸う。
②腹から押し出すように吐き、腹に流れ込ませるように吸う。
③1.5秒（メトロノーム＝40）に1呼吸（吐いて吸って1呼吸と数える）で、②を20呼吸行い、最後に少し多めに吸い込む。
④吸い終わりに合わせてジャーランダラ・バンダをかけてから、ムーラ・バンダをかけてクンバカ（止息）をする。
⑤ムーラ・バンダが弱くなるか、クンバカが苦しくなってきたら、ウッディーヤナ・バンダをかけてからバンダ・トラヤ（三つのバンダ）を解き、ウッジャーイー・プラーナーヤーマで息を吐く。
⑥吐き終わったらムリタ・アーサナ（死者のポーズ）で呼吸を整えつつ、３分間ぐらい体内の変化を観察する。

⑦静かに起き上がって①~⑤を繰り返す。

⑧⑥と同じだが、吸いの前半の間にムーラ・バンダを2秒ぐらいかけて、尾骶骨から頭頂部までのスシュムナー・ナーディ（中央管）の状態を観察する。

⑨静かに起き上がって①~⑤を繰り返す。

⑩⑥と同じだが、吸いの前半の間にムーラ・バンダを4回かけて、尾骶骨から頭頂部までのスシュムナー・ナーディーの状態を観察する。

《要点》

(1)ジャーランダラ・バンダを正確にかける。斜め上方から❶、上に持っていき❷、前方に出してから❸、下へ下げ❹、後ろへ引いてから❺、斜め後方に向けて引き上げる❻。（下図参照）

(2)三つの結節を破壊するには、⑧と⑩がポイントだが、細かな内容は直接指導する機会があれば教えるかもしれないが、なるべく自分で考え

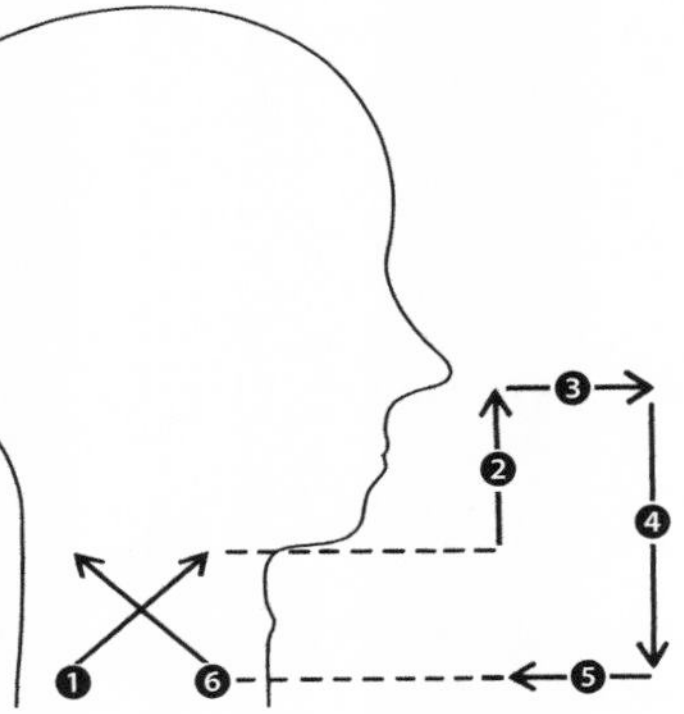

てもらいたい。

バンダ（締めつけ）の究極テクニック

身体の中のある一部分を締めつけるテクニックを、バンダという。ジャーランダラ・バンダ（喉の締めつけ）、ウッディーヤナ・バンダ（内臓の背側への締めつけ）、ムーラ・バンダ（肛門の締めつけ）が主なバンダである。

バンダはヨーガ行法の中では、重要なものであるにもかかわらず、軽く扱われているケースが多い。インドの行者でも日本の修行者でも、この三つのバンダを正確にやっている人はほとんどいない。

ウッディーヤナ・バンダは、腹部をペコペコと出したり引っ込めたりするだけ、という人がけっこう多い。しかしそれではウッディーヤナ・バンダにはならない。少なくとも腹部が背中のほうに引きつけられ、その影響で内臓が上方に移動するようにし、それによって腹部がさらに背側に引きつけられ、ちょうどお椀の内側のような状態になる。そのためには、最初に息を十分すぎるくらいに吐き出さなければうまくいかない。

またムーラ・バンダもほとんどの人は、肛門のあたりに力を入れている、という程度のことしかやっていないようだ。しかしそれでは「肛門の締めつけ」という内容のムーラ・バンダにはならない。

ムーラ・バンダは肛門をすぼめてから、さらに体内へ向けて締め上げるようにしなければならない。そのときに肛門のなるべく狭い範囲だけを使って引き締めるようにしたほうがよい。腰のまわりや腹部にまで力が入るようでは駄目である。次に力を抜くのも、一瞬のうちにできるようにする。

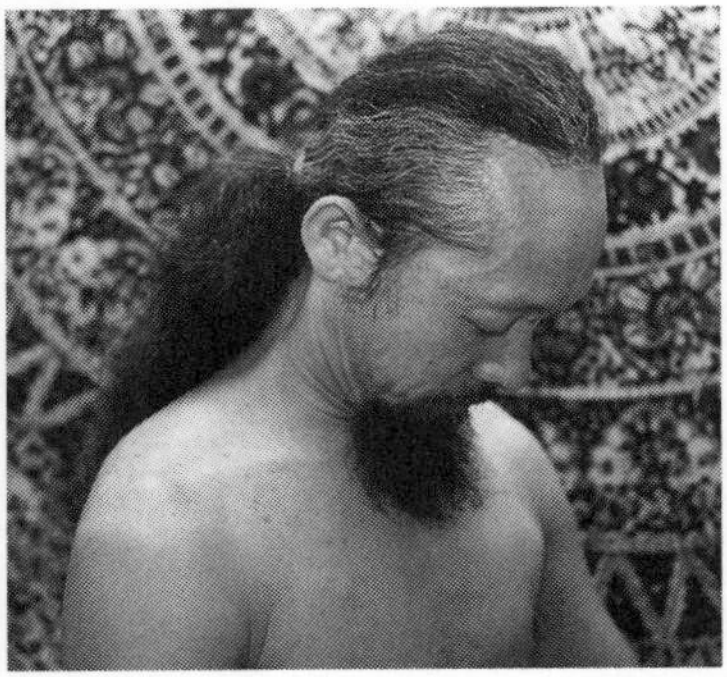

引き締めた状態を可能な限り維持し続けてから、力を抜くという方法があるが、その場合は保っている間は絶対に緩めないようにしなければならない。もう一つの方法は、引き締めてからすぐに緩めるのを、連続的に繰り返すのだが、この場合は引き締めたときに中途半端にならないようにし、緩めたときもちゃんと力が抜けた状態

にする。技術的には1秒間に2回ぐらいのスピードで、最低でも1分以上続けられるようになる必要がある。

「ムーラ・バンダとは何か」を理解するには、とりあえず10万回実践してみることだ。それもいい加減にではなく、前述のようにちゃんと繰り返すようにしてほしい。1日1000回やれば3ヵ月ちょっとで10万回になる。10万回やれば理解できるというわけではないが、少なくとも理解を深める役には立つだろう。

このバストリカー・プラーナーヤーマでもジャーランダラ・バンダが出てくるが、単に喉を圧迫すればよいというものではない。バンダは「締めつける」という内容をいかに正確にできるか、というあたりが非常に大きなポイントになる。

肉体的に締めつけるだけでなく、意識体レベルでも締めつけるために、私が作り出したテクニックがバストリカー・プラーナーヤーマの要点(1)である。六つの動きに分けてあるが、一つひとつを正確に、しかもきれいにつなげなければならない。

そして動きの意識が正しく作動していれば、表面的な動きは小さくてよい。だが最初のうちは少し大きめの動きにしたほうがよいだろう。

3　ヴァーユ（気息＝呼吸＝風）の上質なコントロール

呼吸の行方を追う

ヴァーユのコントロールを身に付けるには、限りなく繊細な観察能力を必要とする。そこでまず、自分の呼吸の行方をどこまで追うことができるかを試してみてほしい。なるべく楽な坐り方で、背中を伸ばし目を閉じる。呼吸は無理のない範囲でゆっくりとして、その呼吸の行方を追いかける。吐く息、吸う息の行方を追いかけるが、自分の意識で追える目いっぱいのところまで追いかける。呼吸は1回毎の長さが同じになるようにする。

最初は漠然と呼吸に意識を向けるだけでもかまわない。その中で自分の呼吸がどういう感じがするのか、という観察をしてみる。呼吸の流れが感じられたら、その流れがどこまでいっているのか探ってみてほしい。

実際には、吐く息がそんなに遠くにいくわけではないし、吸う息は肺の中に入る。しかし呼吸の行方を自分のイメージでずうっと追いかけてみるようにする。吐いた息だけではなく、そのエネルギーがさらに先のほうまで流れていくのを感じ取るようにする。

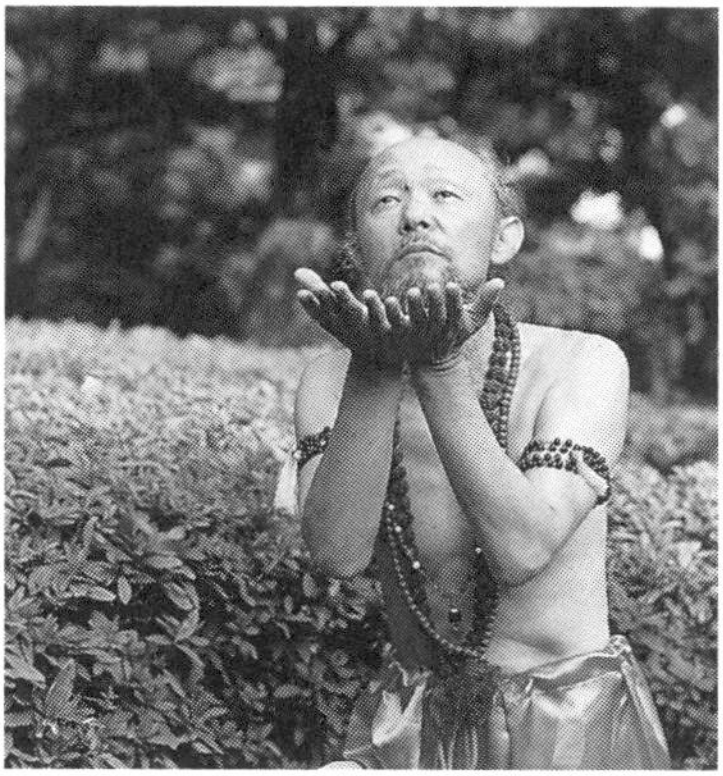

部屋の中であれば、壁を突き抜けてさらに先まで延ばし、イメージの続く限り延ばしていく。

それはどこまでという決まりはないので、どれだけ延ばしてもかまわない。自分の意識で延ばしていけるのならば、宇宙の果てまで延ばせるかもしれないだろう。

吸う場合も同じである。ただ単に肺の中に入るという考えではなく、自分のイメージで追いかけるようにする。そうすると今まで考えていたよりは、はるかに遠くまで延ばせるはずである。チベット密教では、体内空間は無限であるとされている。

したがって吐く場合と同様、延ばしていけるのならどれだけ延ばしてもかまわない。それには、自分の体内が限られた狭いスペースであるという、常識的な考えの枠を取り外す必要がある。体内空間を広げていくのは「意識の拡大」という、瞑想法の重要なテクニックである。

吸うときに肺の中に入る、というのはあくまでも「知識」である。実際には肺の中まで入っていくのを感じられない人のほうが多いと思う。吸う息の行方を追いかけてみると、鼻から入った息が気管に沿って肺にいくというよりは、鼻腔の奥から喉ぐらいまで入っていくのが感じられて、そのあたりで広がったり、ぼやけたりしてしまうのが普通だろう。その場合、肺の中に入っていくという「知識」のほうより、実際に感じ取った感覚のほうがはるかに重要なのである。

自分自身を見つめ、自分の状態を観察するには知識は要らないし、むしろ邪魔になる。自分の感覚を注意深く観察し、そこから得られるものを手がかりとして、少しずつ体内空間を広げ、吐く息の行方を遠くまで延ばしていく。

「呼吸の行方を追いかける」ことだけでも、習慣的にできるようになると、精神的に安定して、洞察力が付き、落ち着いた性格になる。

プラーナ・ヴァーユ（生気）のコントロールの極意

さて、ヴァーユのコントロールとして4種類を書いたが、これは予備練習であると理解してもらいたい。ただ、この練習方法からヴァーユのコントロールのテクニックを体得できる可能性はある。それは、その人がどこまで繊細に行法を捉えることができるかにかかっている。ヴァーユのコントロールは「より繊細に、より細かく」が基本になる。

このヴァーユのコントロールでは肉体の一部分に圧力をかけるテクニックが中心になるが、外圧、内圧、意識圧の3種類がある。外圧というのは、普通に力を入れて筋肉を収縮させて圧力をかけることをいう。内圧というのは体の表面には力を入れないで、内側から外か、内側から中へ向けてわずかの力をともなって圧力をかけることをいう。意識圧は言葉どおりに、意識だけで圧力をかける。この場合は力を入れたり、筋肉を収縮させたりということは全くしない。

《行法1》

①半内的完全呼吸法でゆっくり息を吸い込んでから、自然に止めて5秒くらい保つ。
②胸に力を入れて（外圧）5秒くらい保つ。
③胸の力を抜いて5秒くらい保つ。
④ウッジャーイー・プラーナーヤーマの要領で吐く。

《要点》

(1) ②では、力を入れると、その力の集約点が胸の左右に感じられる。このとき腹部にはなるべく力が入らないようにする。「集約点」というのは胸の緊張の中央部分である。それを知るには、力を入れる瞬間をしっかり観察するとよい。力を入れようとする機能が最初に働きだす部分があるが、そこが最後まで凝縮した点として残る。それが「集約点」である。
(2) ③でその力の集約点の消失と入れ替わりに、胸の中央に意識の集約点が、ごく自然に発生する。

《行法2》

①半内的完全呼吸法でゆっくり息を吸い込んでから、自然に止めて5秒くらい保つ。
②胸部にわずかに内圧をかけて、胸の中央に力の集約点を持ってきて5秒くらい保つ。
③胸の圧力を抜いて5秒くらい保つ。
④ウッジャーイー・プラーナーヤーマの要領で吐く。

《要点》

(1)②で、体表の筋肉には力を入れない。体の内部で力が入るようにする。理想的には意識圧だけで、集約点が生じたほうがよい。
(2)②のときに、肉体のもう一層内側に触れる感じをつかむようにする。

サマーナ・ヴァーユ（等気）のコントロールの極意

「サマーナは消化機能を主に司り、身体から火炎を発することができる」とされており、熟達すると体温のコントロールが自由にできるようになる。またチベットやインドにある「ツンモ」という、自分と周囲の熱をコントロールする行法も、技術的にはサマーナ・ヴァーユをコントロールするものである。

《行法1》

①半内的完全呼吸法でゆっくり息を吸い込んでから自然に止めて、5秒くらい保つ。
②胸の力を抜いて5秒くらい保つ。
③腹に内圧をかけて5秒くらい保つ。
④腹の圧力を抜いて5秒くらい保つ。
⑤喉を開けて口から一気に吐く。

《要点》

(1) ②で抜くべき力を細部にわたり見逃さないようにする。起きているときの人間は、必ず力が入っている。細かな観察力さえあればそれが見つかる。

(2) ③の腹に内圧をかけるというのは、腹を締めるのではなく、内側から外に向けて圧力をかけることである。

(3) ④で腹の圧力を抜いたとき、腹部の「ある」領域にエネルギーの集約点が残っているのをしっかりと観察する。

《行法２》

① 内的完全呼吸法でゆっくり息を吸い込んでから自然に止めて、５秒くらい保つ。
② 胸の力を抜いて５秒くらい保つ。
③ 腹に意識圧をかけて５～10秒くらい保つ。
④ 腹の意識を解いて５～10秒くらい保つ。
⑤ ウッジャーイー・プラーナーヤーマの要領で吐く。

《要点》

(1) ②で胸の機能（プラーナ・ヴァーユの活動）を極力停止させる。

(2) ③のときに物理的な圧力が多少かかってもよいが、徐々に意識圧だけにしていく。

(3) ④で腹の意識圧を解いたとき、圧力から解放されたエネルギーの存在を、できる限り繊細に感じ取り、腹部の一定領域内にそのエネルギーを蓄えるようにする。

(4) ⑤で息を吐いた後も影響されずに、エネルギーの蓄積された状態を保つようにする。

アパーナ・ヴァーユ（下気）のコントロールの極意

「身体の汚れを取り、排泄作用や下肢の動きを司る」とされているアパーナ・ヴァーユは、普段からある程度は活性化している。しかし行法として積極的に取り入れることで、根本的な生命活力が増幅され、他の行法の飛躍的な進歩につながる。

《行法１》

①半内的完全呼吸法でゆっくり息を吸い込んでから自然に止めて、５秒くらい保つ。
②胸と腹の力を抜いて５秒くらい保つ。
③ムーラ・バンダで５秒くらい保つ。
④ムーラ・バンダを解いて５秒くらい保つ。
⑤喉を開けて口から一気に吐く。

《要点》

⑴①②で抜くべき力を細部にわたり見逃さないようにする。特に腹の力が抜きにくいので、よく練習するように。

⑵③の５秒間は、絶対にムーラ・バンダを緩めてはいけない。

⑶④から息を吐いた後しばらくにかけて、腰から足先までのエネルギーの流れや細かな変化をよく観察すること。

《行法2》

①内的完全呼吸法でゆっくり息を吸い込んでから自然に止めて、5秒くらい保つ。
②胸と腹の力を抜いて5秒くらい保つ。
③尾骶骨周辺に意識圧をかけて、5〜10秒くらい保つ。
④意識圧を解いて5〜10秒くらい保つ。
⑤ウッジャーイー・プラーナーヤーマの要領で吐く。

《要点》

(1)②で胸と腹の機能（プラーナ・ヴァーユとサマーナ・ヴァーユの活動）を極力停止させる。
(2)③のときに物理的な圧力が多少かかってもよいが、徐々に意識圧だけにしていく。
(3)④から息を吐いた後しばらくにかけて、腰から足先までのエネルギーの流れをよく観察しつつ、尾骶骨周辺に集合させるように持っていく。

ウダーナ・ヴァーユ（上気）のコントロールの極意

「発声の作用や上昇の働きがあり、体を軽くし、空中を歩行することができる。また生命を引き上げて死を招く働きもあるので、意のままに死ぬことができる」という内容のとおり、空中浮揚やルン・ゴム（空中歩行）に使われるのがこのウダーナ・ヴァーユである。また「意のままに死ぬことができる」というのは、アシュターンガ・ヨーガの最終目的のサマーディ（悟り）の中でも、マハー・サマーディ（偉大な悟り）に当たるものである。ヨーガの聖者は輪廻の最終段階の人生で、自分の役割をすべて終えると、自らの意志によって死ぬことが（自殺ではなく）できるとされている。そして、それを可能にするためには、このウダーナ・ヴァーユのコントロールを身に付けなければならない。

ということは、いろいろなヨーガの修行の中でも、このウダーナ・ヴァーユのコントロールは最終的な行法に当たるといえる。

《行法１》

①半内的完全呼吸法でゆっくり息を吸い込んでから自然に止めて、５秒くらい保つ。

②胸と腹の力を抜いて5秒くらい保つ。
③後頭部に力を入れて5秒くらい保つ。
④後頭部の力を抜いて5秒くらい保つ。
⑤ウッジャーイー・プラーナーヤーマの要領で吐く。

《要点》

(1) ②で胸と腹の機能（プラーナ・ヴァーユとサマーナ・ヴァーユの活動）を極力停止させる。
(2) ③のときに頭蓋骨がきしむのを確認すること。最初は外圧をかけて練習する。慣れてきたら内圧でも、頭蓋骨がきしむのを確認できる。
(3) ④から息を吐いた後、しばらくビンドゥー・チャクラを中心に、首の後ろから頭頂にかけてのエネルギーの流れをよく観察する。

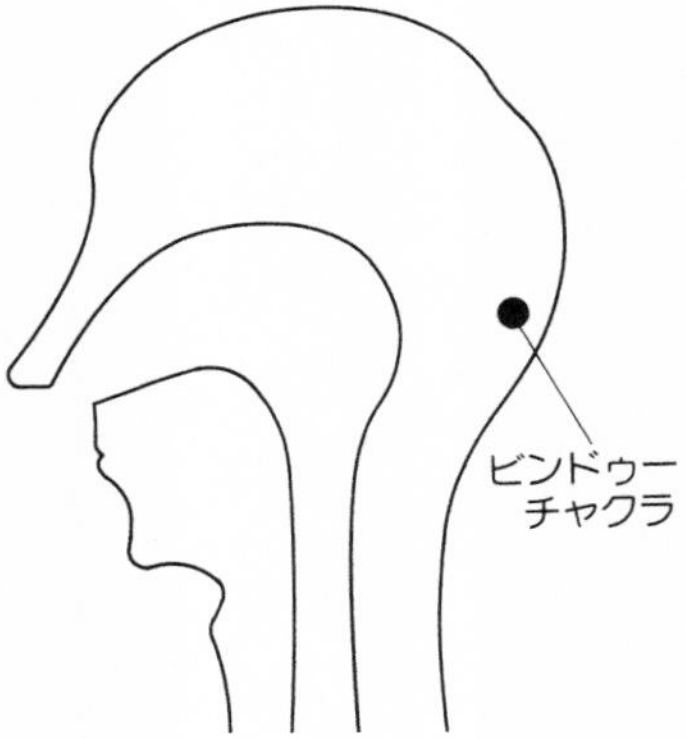

《行法２》

①内的完全呼吸法でゆっくり息を吸い込んでから自然に止めて、５秒くらい保つ。
②５秒くらいの間にプラーナ、サマーナ、アパーナのヴァーユ全部の活動を極力停止させる。
③脳から頭蓋骨に向けて意識圧をかけて、５～10秒くらい保つ。
④意識圧を解いて５～10秒くらい保つ。
⑤ウッジャーイー・プラーナーヤーマの要領で吐く。

《要点》

⑴最初のうちは③のときに首の後ろから後頭部にかけて、どうしても力が入ってしまうが、丹念にきめ細かに力を抜いていき、意識圧をかけるということを実感できるようにすること。

⑵④から息を吐いた後しばらくにかけて、首から上全体の状態をよく観察しつつ、意識を頭部周辺に集合させるようにする。

ヴァーユがコントロールされた瞬間

プラーナ、サマーナ、アパーナ、ウダーナの四つのヴァーユのコントロールは、私の作ったこの練習法を続けていればできるようになるだろう。ヴァーユのコントロールが完成されると、その証拠にいろいろな能力が付く。たとえばサマーナ・ヴァーユ（等気）のコントロールができると、体温や自分の周囲の温度をコントロールすることができる。

ヒマラヤの雪の中で薄い布1枚、まとっただけのヨーガ行者が瞑想を始めると、坐っている周囲の雪が解けだしてくる。そして行者の周囲だけがまるで温室のような暖かいドーム状になって、長時間の安定した瞑想を続けることができるのである。

実際にヴァーユをコントロールするときには、時間をかける場合もあるが、一瞬にしてコントロールしてしまう場合もある。そのいい例が芝増上寺で開催された第1回インド祭（1983年10月）で多数の観客の前で、私が空中浮揚に至る行法を公開したときのことである。

空中に想念の種を蒔いた瞬間であるが、この瞬間はヴァーユがコントロールされている。ウダーナ・ヴァーユ（上気）の働きによって、肉体が引き上げられているので、体全体はリラックスしていて、フワッと空間に浮いている感じだ。

この日、増上寺にいて、この瞬間を見ていた観客の中には、私が単にジャンプしたように見えている人もいると思う。しかしウダーナ・ヴァーユが見事に活性化されて、首筋から頭部にかけて繊細で密度の濃いエネルギーが流れているのが、感じとってもらえたのではないかと思う。ヴァーユがコントロールされた珍しい瞬間だといえる。

4　空中浮揚に必須の呼吸法の極意

空中浮揚に至るまで

私が「地上1メートルを超える空中浮揚」に成功するまでには、いろいろな修行の積み重ねがあった。

5歳ごろに動物を殺すことに対する嫌悪感から肉が食べられなくなり、12歳ごろにいきなり「解脱願望」が生じたのだが、これは別に修行というわけではない。この解脱願望が生じたころから何となく身体を動かすようになって、片足でバランスを取ったり、体を捻ってみたりするようになった。このころも別に修行というつもりで身体を動かしていたわけではない。

高校を卒業したころに「ヨーガ」を知り、それが勝手に体を動かしていたのと同じだったので、そのあたりからヨーガを修行としてやるようになった。それからはアーサナ（ポーズ）や呼吸法や瞑想などを自己流で続けた。

ヨーガ修行の中に空中浮揚があるのを知ってから、「地上１メートルを超える空中浮揚」に成功するまでには、呼吸法が大きな要素になっていた。

調気法と呼吸法について

ヨーガの呼吸法「プラーナーヤーマ」は普通は、「調気法」と訳す。プラーナ（生気＝宇宙に満ちている生命エネルギー）をアーヤーマ（コントロール）するという意味なので「調気法」という訳語を使うのだと思う。単なる呼吸法ではない、という主張がうかがえる。

ところが私は本書ではあえて「呼吸法」という表現を使ったのだが、それには理由がある。

たしかにヨーガの呼吸法は、単なる呼吸法ではないので「調気法」としたほうが、内容の深さは表現できている。しかしその場合「気をコントロールする」のがヨーガの調気法だ、という解釈になる。

私は基本的な呼吸法から空中浮揚に至るまでの、いろいろな呼吸法を修得していく間に「気をコントロールする」という解釈ではつかめない呼吸法に行き当たった。「生命エネルギーをコントロールする」「気の流れを調節する」といった感じの言葉では、当てはまらない呼吸法が幾つかあって、その解釈の仕方が定まらないと、いくら練習しても無駄なことがわかりだした。

しばらく試行錯誤する期間があってから、「気をコントロールする」というニュアンスの考え方を捨て去って、「呼吸する」という原点に戻った。そうして練習を続けるうちに、それまでつかめなかった呼吸法が、一つずつしっかりとつかめるようになってきた。単なる「呼吸法」から、それより深い意味合いを持つ「調気法」を通り越えて、「呼吸」そのものの神髄を獲得する「呼吸法」に辿り着いたのである。ここにきて初めて、「地上1メートルを超える空中浮揚」が完成した。「調気法」では最後の壁を越えることができないことを知ったために、本書でもあえて「呼吸法」という表現を使っているというわけである。

究極の呼吸法とは

ヨーガの呼吸法はクンバカ（止息）を最も重要視している。その意味では呼吸法の到達点はケーヴァラ・クンバカ（単独の保息）だろう。しかしケーヴァラ・クンバカそのものの練習法というのはない。いろいろな呼吸法に熟達していった結果、自然に訪れるとされている。

ケーヴァラ・クンバカに達するまでは、基本的な呼吸法から順番に練習しなければならない。そしてケーヴァラ・クンバカへの最後の準備に当たるのが、「内的完全呼吸法」と「ヴァーユのコントロール」である。

ヴァーユのコントロールは、自分のコントロール下でできる最終的なテクニックである。したがってコントロールしていく、という意味での「究極の呼吸法」は、ヴァーユのコントロールということになる。

そのヴァーユのコントロールを体得するのに、最も重要なことは「細かな観察能力」である。たとえば「細かな変化をよく観察する」といった場合、どの程度観察すれば「よく」観察できたのかが漠然としていると思う。

私は、細かな変化を観察できたと思ったときに、それは少し粗い変化だと思って観察し、さらに細かな変化を見つけたら、それも粗い変化だと思って、もっと細かな変化を見つけて、それもまだかなり粗い変化だと理解して、そこからより細かな変化を探し、そして、見つかったのは、すごく粗い変化だというつもりで、もっと観察していく、というような観察をできる限り続けるぐらいで、少しは「よく」観察できたという程度の理解をしている。

意識圧やヴァーユのコントロールを体得するのも、このくらいか、もっと繊細な感性が必要だと思う。可能な限り「細かく、丹念に、繊細に」自分の内部の変化を観察しながら練習する必要がある。

五つの主ヴァーユのうちのヴィヤーナ・ヴァーユ（遍気）の行法は特にないし、今後も作るつもりはない。プラーナ・ヴァーユ（生気）、サマーナ・ヴァーユ（等気）、アパーナ・ヴァーユ（下気）、ウダーナ・ヴァーユ（上気）、の四つのヴァーユのコントロールができれば、自然にヴィヤーナ・ヴァーユのコントロールはできるようになるのである。

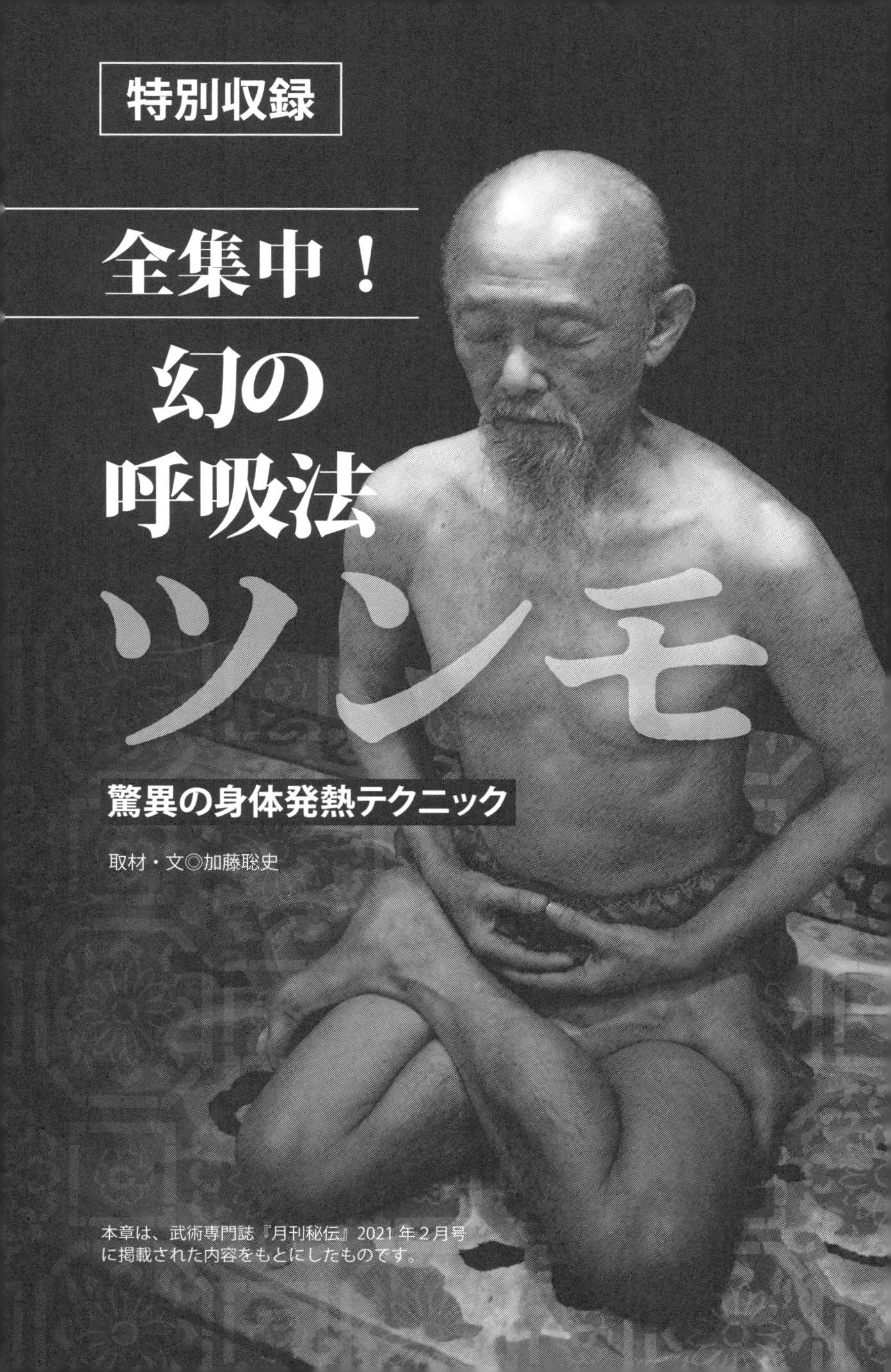

特別収録

全集中！
幻の呼吸法 ツンモ

驚異の身体発熱テクニック

取材・文◎加藤聡史

本章は、武術専門誌『月刊秘伝』2021年２月号に掲載された内容をもとにしたものです。

心身能力向上⁉ 世を席巻する〝全集中の呼吸〟

武道を嗜む人で呼吸を疎かにする人はいまい。合気道ではずばり呼吸投げや呼吸法といった技名や鍛錬法の名称になっているし、中国武術でも動作と呼吸の一致を繰り返し鍛錬し、爆発的な威力を獲得した発勁を放つに至る。武道家にとって意識すべき最重要事項と言っても良い。

最近では、俄かに武道と関係ない一般社会の人々まで「呼吸」を何かと引き合いに出すようになっている。会社の上司は「全集中の呼吸！」などと叫んで部下に発破をかけ、武道に何の興味も示さなかった子供たちは「〜の呼吸！」などと叫んでは騒がしく路上を走り回っている。

これ、全て『週刊少年ジャンプ』に連載され大ヒットし、社会現象化した漫画『鬼滅の刃』の影響である。未読の方も当然いると思うので、掻い摘んで説明すると、人を喰らう鬼と対峙する主人公一行は呼吸法によって心身の能力を高め、炎・水・風といった様々な要素に基づいた剣技を振るう訳である。

様々な武道・武術において呼吸が大事にされているとは書いたが、ほとんどの場合、それは『鬼滅の刃』宜しく武技に活かすために他ならない。呼吸そのものをより深く掘り下げ、実践し続ける身体メソッドと言えばヨーガ。そのヨーガには水の呼吸・火の呼吸といった呼吸法があるのは『鬼滅の刃』の大ヒット以前からご存じの方も多いはず。

DVD『呼吸の道場』の中で幻の技術ツンモを公開しているヨーガ行者の王・成瀬雅春師に「意識」をキーワードに様々な呼吸法の実際を訊くべく、五反田の成瀬ヨーガ教室を訪問した。

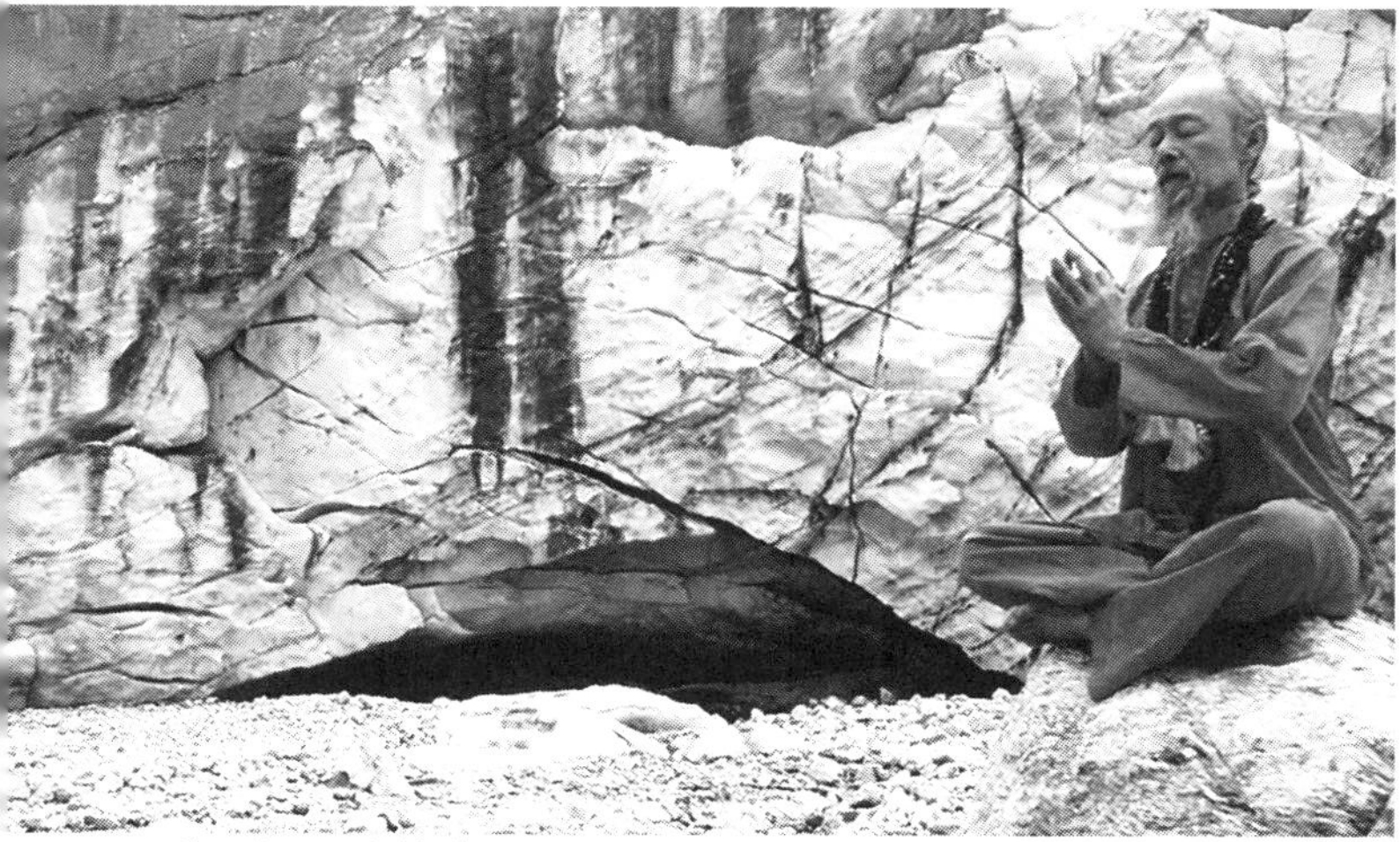

ガンジス川の源流ゴームクでの修行を長年続ける成瀬師。
転落や落石、氷河崩壊、そして体温低下という生命の危機に満ちた極寒の地での瞑想修行では、常に“全集中”が必要となる。

環境に適した心身へと導くヨーガの呼吸法

記者らが『鬼滅の刃』について水を向けると「凄く盛り上がってるね！ 水の呼吸とかさ」とご存じのようなので一安心。しかも著者の吾峠呼世晴氏に関し「(呼吸法に関し) なかなか的を射ている」との感想。これは話を訊きやすいと我々も勇み立つ。

「色々な状況に合わせた呼吸が大事だということをあの作品は言っていると思う」と成瀬師。ヨーガでは究極の目的であり、あらゆる執着から解き放たれた解脱(ムクティ)の境地に向かって修行を積む。アーサナ (体位) を取り、呼吸を整えて瞑想状態に入る訳だが、外界のことが気になっていては安定した瞑想状態には入りづらい。寒い場所では身体を温め快適な状態にし、暑い場所では身体を冷却する必要がある。身体をまず瞑想に適した状態にする方法として呼吸法がある訳だ。

それは正に状況に適した呼吸をすることに通じている。それ故に、冷却が必要な時はシータリー・プラーナーヤーマなどを行い、ヒマラヤなど極寒の地ではツンモを行う。漫画の中で集中が必要な場面で「全集中の呼吸」を行うことと相通じる部分があるのだ。

成瀬師は以前から〝集中〟という観点から呼吸について語ってきている。「呼吸に意識を向けるということは集中しているということ」と成瀬師。確かに何かに集中することなくボンヤリしている時、人は呼吸も散漫になっている。つまり日常行っている生命を維持するためだけの呼吸だ。

ヨーガの第一人者として知られる成瀬師だが、元来自分の身体を使って様々に「遊ぶ」ことが好きだったという。片脚立ちや逆立ち、体幹を捻るなど、器具も使わず、移動の必要もない。自己に目を向け、自己の身体を通して発見や知的好奇心を満たすことが出来た。いわば自己の心身を見つめることに関して天性の才があったとも言えよう。このような行動を繰り返せば、呼吸に目を向けざるを得ない。動作によって乱れた息を整えるといった方法には、後に出合うヨーガの経典に記されていることと多くの共通点があったという。成瀬師と呼吸との出合いは為されるべくして為されたのだ。

瞑想能力と脱力、喉の精密な制御法

成瀬師の呼吸法は特に喉と腹の使い方を重視

する。喉には七つのうちの一つのチャクラがあり、他のチャクラ全てを制御する役割を担う。

喉は日常生活上も多くの役割を持つ。会話、食事、呼吸でも最初に空気が通過する器官でもある。喉を制御することで、アスリートなら運動能力を、芸術家ならその方面の能力を高めることが出来ると成瀬師は説く。実際に医師が調査したところ、声帯を狭く制御出来る人はあらゆるジャンルでの能力が高かったという結果も出ているそうだ。それを知った成瀬師は、ヨーガでも瞑想能力を高めるなどの目的から喉を制御する技法が多くに含まれているため、ヨーガと通じる原理を多分に感じた。

意識的に制御を行えるかどうかが能力発揮の成否を決めるものならば、自己の身体の全てを制御しようと試みるヨーガの行は、究極の能力発揮メソッドとも言えるだろう。成瀬師の行うヨーガの修法には心臓の拍動を制御するものなどもあるが、それら全てが呼吸の制御とも「繋がっています」ということだ。

簡単な実践例として挙げたのが、寒気を和らげる方法。真冬の屋外では誰しも身体を縮め固くなっている。それは自然な反応だが「敢えて全身の力をフッと抜いてやると寒さもフッと消えるんです」と成瀬師。この「力を抜くこと」こそが、まずは第一に重要な段階だという。

概念として理解するだけでは不十分だ。実例を挙げると「スポーツや技芸などでも、力を抜くことが出来る人ほど強いし上手い」と成瀬師は語る。この辺りは昨今の名プレーヤーと言われる人々を想起すれば納得いくところでもある。だが、当然競技や演奏本番などで力を抜くことは難しいことでもある。故にヨーガでは修法を通じて力の抜き方を訓練していき、身体の使い方に習熟していくことを目指しているのだ。緊張状態では精密な動作は叶わないが、リラックスしていれば精密な動作も可能になる。古今の名選手・プレーヤーの強さ・上手さのベースとなる要素だ。

人は危地に立った時、自ずと力が入ってしまうもの。そこで脱力出来るかどうかがそこから脱せられるかの分かれ目になる。呼吸によってそれを為すにはどうすべきか。

「吐くこと」と成瀬師は即答する。ゆっくり息を吐くことで力みは消えていく。自分の身体を制御する訓練については終着はないので、とことん追求するべきだというのが成瀬師の考えだ。日常生活における単なる歩行の最中でも、4歩で吐いて4歩で吸うといった自律的な訓練は可能だ。意識せず呼吸した場合の歩数をカウントしたり、自らの身体で遊びながらその可能性を感じるためのバリエーションは無限にある。呼吸によってリラックス状態と精密な心身の制御を手に入れたその先に、今回紹介するツンモのような繊細な制御が必要になる呼吸法の実践も可能になっていく。

極寒の地で得た秘技ツンモ

ツンモはヒマラヤの雪の中や氷河の上でも、自分の坐っている周囲を暖かく快適な環境にしてしまうための特別な呼吸法だ。ヨーガの行者が身につけるのは簡素な衣服のみ。裸同然といったその状態で極寒の高山や氷の上で瞑想を行うにはそれを身につける他ない。成瀬師は1999年から2011年にわたり、ガンジス川の源流ゴームクでの修行を続け、それを自得した。

安楽呼吸法　スカ・プールヴァカ・プラーナーヤーマ

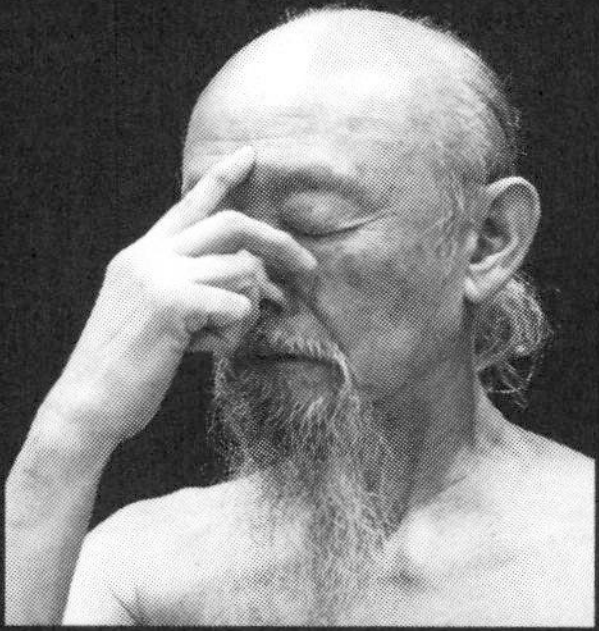

呼吸は基本「鼻呼吸」を心がける。
❶親指で右鼻をふさぎ、
　左鼻からゆっくりと息を吐く。
❷左鼻からゆっくりと息を吸う。
❸中指で左鼻をふさぐ（息を止める）。
❹頭の中でゆっくり五つ数える。
❺親指を離して、右鼻から息を吐く。
逆側も同様に行う。
呼吸はなるべくゆっくり行い、息が通り抜け、出て行く様を意識して感じる「観察力」が重要。「左右均等に呼吸する」という意識が潜在意識層に入り込んでいき、あらゆる面のバランスが整っていく。

ヨーガでは、肛門と性器の間、丹田、鳩尾、胸の中央、喉、眉間、頭頂のあたりに七つのチャクラがあるとされる。成瀬師は中でも、呼吸においては喉と腹の重要性を説く。安楽呼吸法では、人指し指を霊眼とも呼ばれる眉間のエネルギーセンターに置いている。

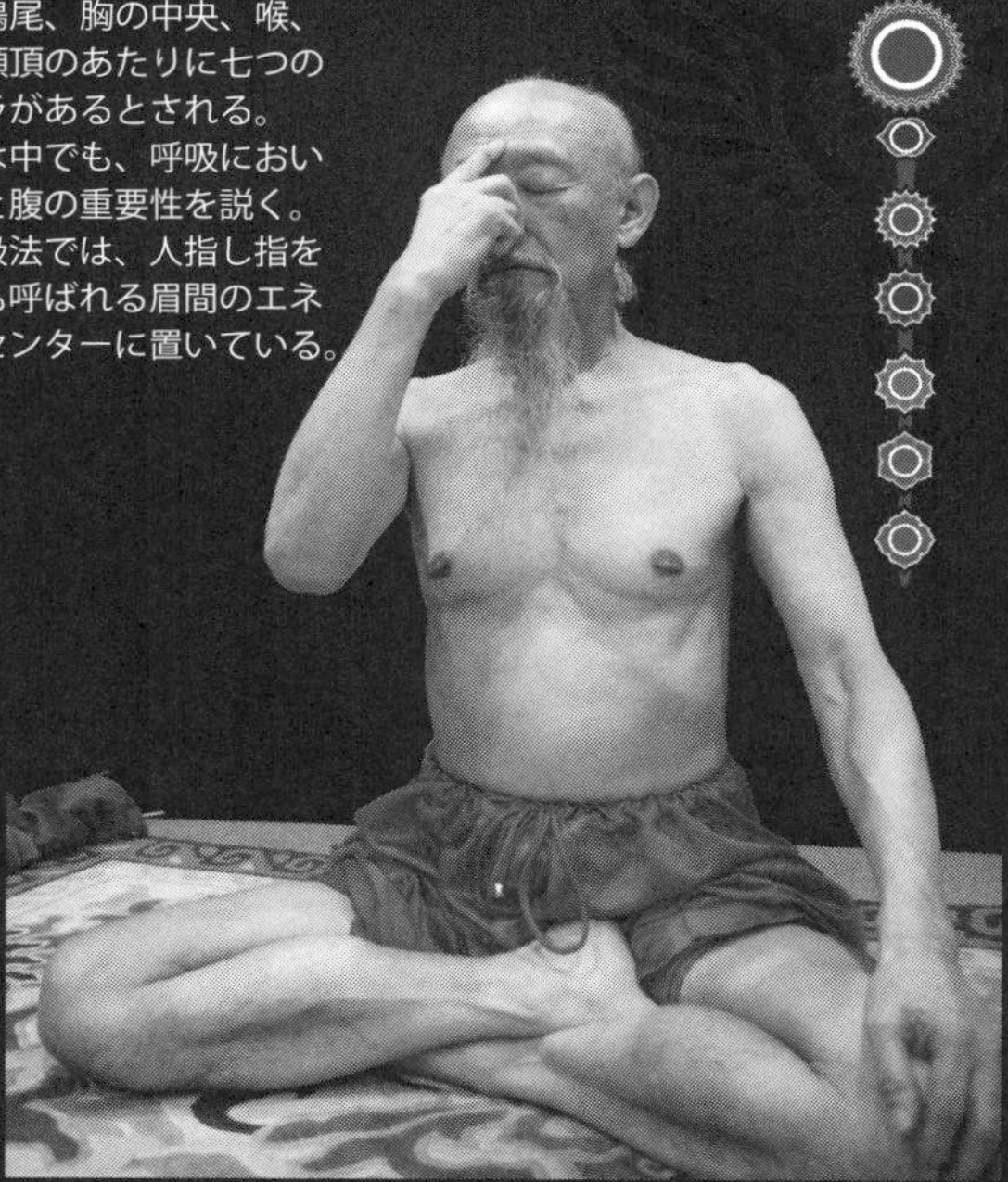

ツンモは、ヒマラヤの過酷な環境で真摯に地道な修行を続ける者しか習得出来ない呼吸法の秘技中の秘技であるため、単に本場インドに行って修行したり、インド人の行者だからと言っておいそれと身につくものではない。

北インドのラダック地方ではツンモ大会が開催され、ツンモのテクニックを競い優勝者を決めるという。成瀬師もその映像を楽しみに見たそうだが、非常に落胆することになった。濡れタオルを体に張り付け、体温で乾かすスピードを競う競技を行っていたが、それは本来のツンモとは程遠いもので、全身を力ませてタオルを乾かそうとする行者ばかりだったそうだ。ツンモとは名ばかりの稚拙なことをしていた訳である。

結局、ヨーガの経典には記されていない秘技ツンモは成瀬師のように過酷な環境で必要に迫られて自得するか、良師を得て伝授されるかしかない。しかし、成瀬師の著作やDVDは、その入り口に実践する方々を導くことが出来るはずだ。

取材時に記者たちは簡易なレクチャーを受けることが出来た。

腹式呼吸で1秒吐いては1秒吸うを繰り返す。30秒ほど繰り返すがここまでは誰しも出来る呼吸だろう。続いての段階では1秒間で吐いて吸っての1呼吸を繰り返す。可能ではあるがかなり呼吸に集中が必要だ。次第についていけなくなってしまう。だが実際はこれらの頻度・持続時間・精度を更に高めていく訳である。「制御の更にその先の制御」と成瀬師は表現する。物理的な呼吸能力だけだと早々に限界がやってくるが、意識の力で補いつつ更なる高次の段階へ進んでいくのだ。

ツンモ（身体発熱呼吸法）

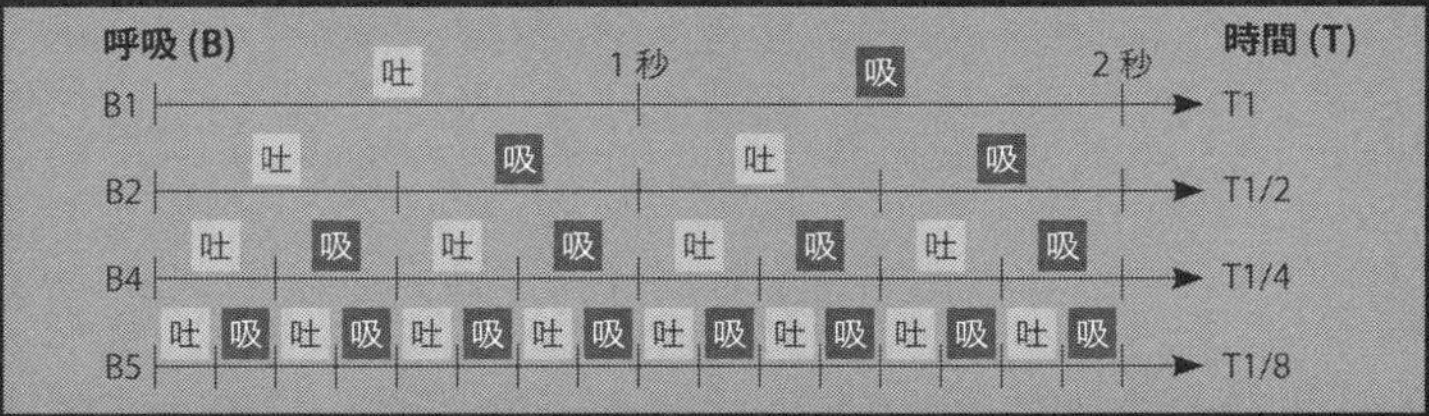

第１段階では「１秒吐く／１秒吸う」、
第2段階では「1秒で吸うと吐くの１呼吸」、
第３段階では「1秒１呼吸」を腹部は機能させず、喉だけを使って行う。
第４段階では「1秒２呼吸」、
第５段階では「1秒４呼吸」を行う。このレベルでは実際の呼吸では間に合わず、意識を最大限に働かせる。

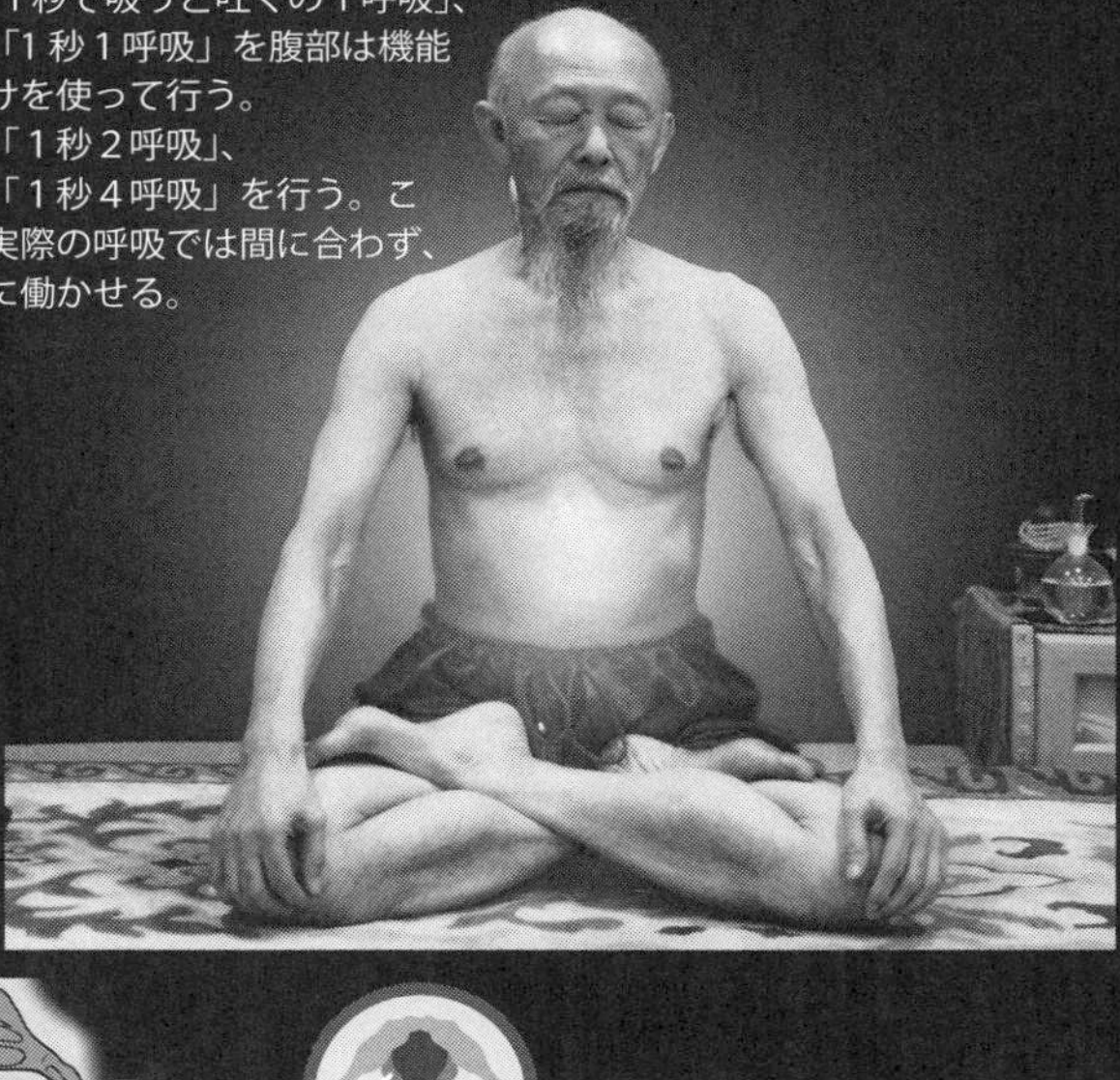

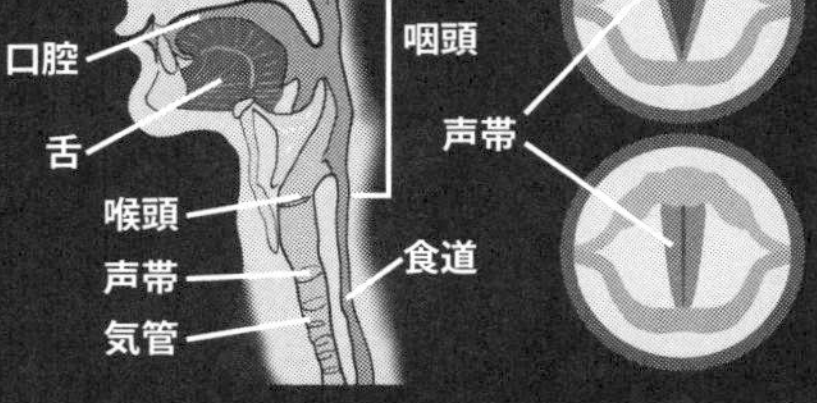

喉を開閉させる「コントロール力」を鍛錬することにより、息が出入りする気道を極小に狭めることが可能となる。
水鉄砲と同様に穴が小さければ小さいほど、微細な呼吸のチカラは強くなり、健康増進、能力向上につながる。

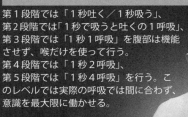

読んでいてお気づきの方も多いと思うが、やっていること自体は非常にシンプルだ。だが、頻度・時間・精度を上げるのは限りなく難しい。身体のどこか一部にでも力みがあれば、あっという間についていけなくなる。継続するには集中を持続させられる強靭な精神力も必要だ。

成瀬師自らに行って頂いたが、記者たちのやる粗雑な呼吸との違いは一目瞭然。微動しているのは腹部のみ、その腹部の動きもやがて最小になって消失する。最終的には喉内部の開閉だけでの呼吸に至るのだ。

成瀬師の皮膚は徐々に紅潮していくので体温の上昇が窺える。成瀬師の解説によると、呼吸法に習熟し段階が進むと単に気体が出入りするだけの呼吸に加え、身体全体を使ったゆったりと大きなテンポの呼吸がそこに加わっていくそうである。

この他、冷却呼吸法などもご披露頂いたが、対応する状況は異なれど、やはりその目指すところは、動作は可能な限り制御された小さい動きへ、意識的に精密で丁寧な動作を持続させ、可能な限りの向上と持続を目指すといった共通の方向性を感じることが出来た。

武道・武術実践者なら剣技や拳技の向上過程にも似た傾向を感じることが出来るのではないだろうか。

限りなく最小かつ柔らかい動きで見切り、コンパクトな動作で隙なく相手を制する。力みを取り、呼吸の制御で強靭な心身の恒常性を獲得し、生活の細部にわたって意識的な能動性を獲得するなど、成瀬師のヨーガからは武道家も大いに学ぶべき要素が数多くあると言えよう。

冷却呼吸法　シータリー・プラーナーヤーマ

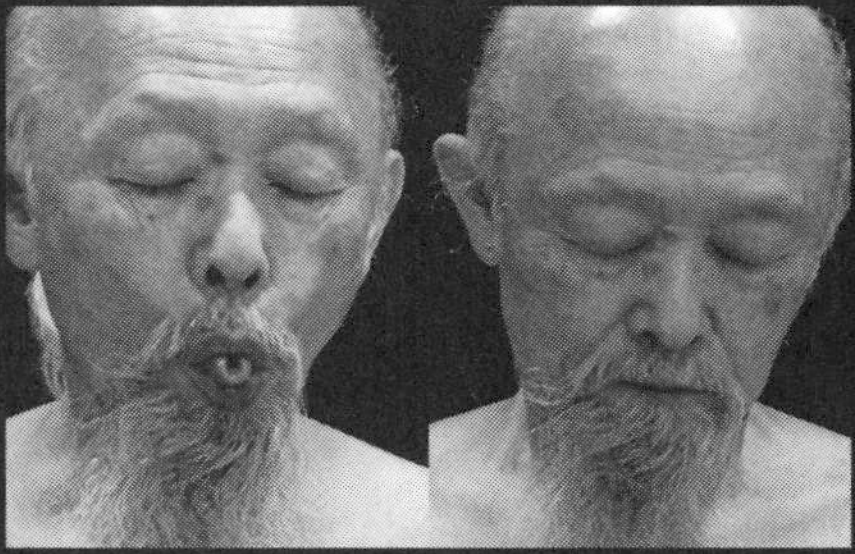

❶前方 50 センチぐらいの空間に目標ポイントを定め、そこに向けて鼻から息を吐く。
❷舌先を丸めて、50 センチのポイントからゆっくりと息を吸い込む。ポイントと唇の間にラインを感じられるように。
❸息を吸い終えたら舌を引っ込め、口と目を閉じて息を止める。吸い込んだ息が身体に浸透していく様子を追う。

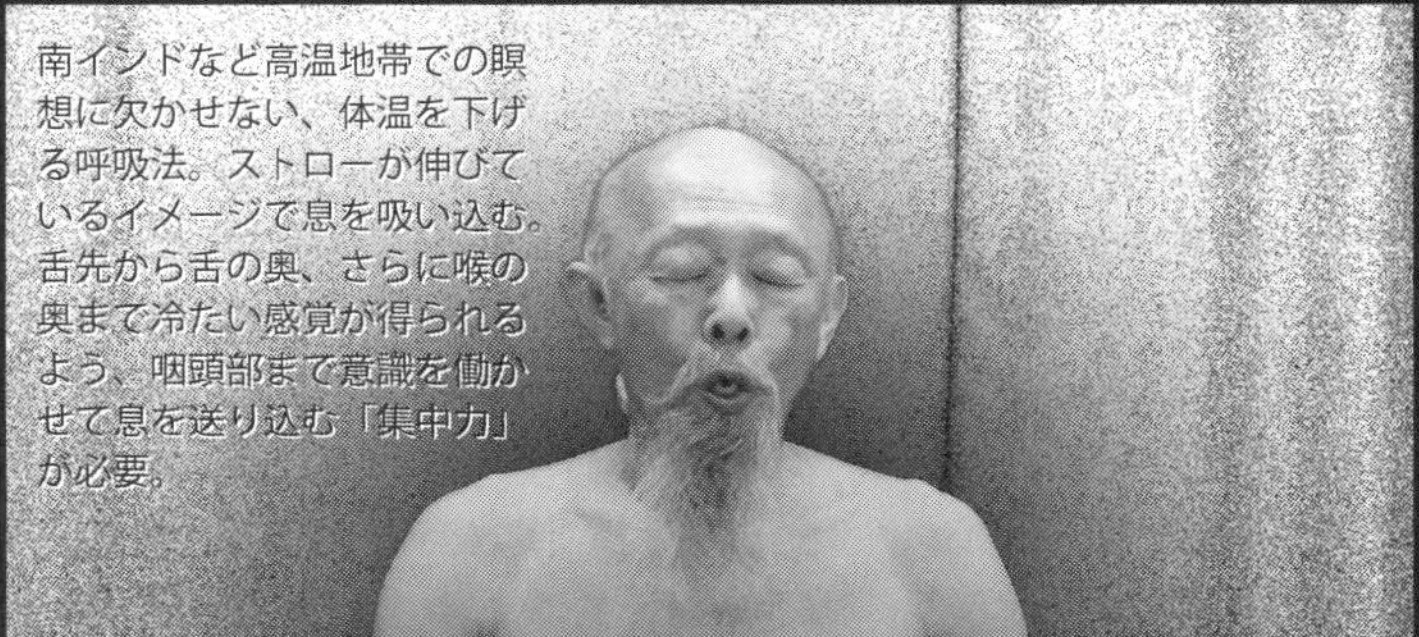

南インドなど高温地帯での瞑想に欠かせない、体温を下げる呼吸法。ストローが伸びているイメージで息を吸い込む。舌先から舌の奥、さらに喉の奥まで冷たい感覚が得られるよう、咽頭部まで意識を働かせて息を送り込む「集中力」が必要。

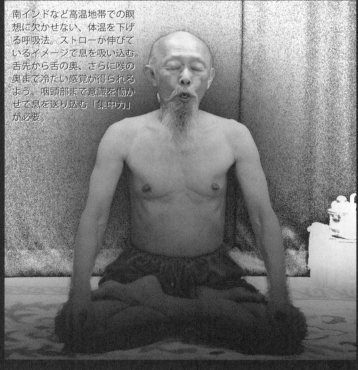

おわりに

私は毎年（1999年～2013年）、ヒマラヤでヨーガ修行を続けた。空気が薄く、過酷な自然環境の中での修行は、卓越した身体コントロール能力が必要不可欠である。標高4000メートルのゴームク（ガンジス河源流）から4500メートルのタポワンを往復するには、氷河の上を歩くため非常に危険。またヒマラヤで修行するヨーガ行者は「ツンモ」という体温調節能力が要求される。「ツンモ」というのは、瞑想中の身体の周辺を温室状態に保つテクニック。それは古来、過酷な環境で修行を続けてきたヨーガ行者が必要に迫られて獲得したヨーガ秘法だ。

その「ツンモ」の入り口にあたるテクニックはDVD『呼吸の道場』でも紹介した。しかし、ツンモの全貌を紹介することはできない。それは、ヒマラヤで起居して修行を続ければ、体得できる可能性がある。暖房の効いた部屋で生活していたら、ツンモの必要性が生じない。私もヒマラヤ修行を重ねるうちに、必然的にツンモを体得したのである。

呼吸法の極意は「気づく」ということ。普段気にしていない自分の呼吸に気づくことが、呼吸法の達人への入り口となる。どの呼吸法を試しても、まず最初に「できてない」部分があることに気づくことが重要。それは呼吸法に限らず、いろいろな分野のテクニックでも同じことだ。「できてない」部分や弱点に気づかないと、進歩は望めない。

気づいた瞬間から、進歩が始まる。できてないことに気づけば、できるようにしようと「意識」する。その「意識を働かせる」ことが大切なのだ。なんとなく過ぎ去る人生と、意識的に生きる人生では、面白さも、充実感も、達成感も大違いだ。

ツンモの入り口のテクニックは、呼吸（吐く吸う）の長さを短くしていくだけ。1秒に2呼吸から3呼吸ぐらいまでは、誰にでもできる。4呼吸ぐらいから難しくなり、5呼吸、6呼吸と増えていくにしたがって、超絶技法になる。やることは単純でも、難しいテクニックになればなるほど、繊細な感性が必要になり、最大限意識を働かせなければならない。

そういった「繊細な感性」が身に付けば、生き方が大きく変わりだす。普段、何気なく見過ごしていたことが鮮明に見えてくる。人間関係のトラブルは、相手の気持ちに気づかないことがほとんどだ。「繊細な感性」が身に付くと、相手の気持ちを理解でき、自然にトラブルを回避できるようになる。そうすると、生き方が楽になり、楽しくなるのである。

簡単な呼吸法を一つ身に付けてください。それだけで、繊細な感性が身に付き、意識的に生きていけるようになります。その先には驚くほど豊かな人生が待っています。

成瀬雅春（なるせ まさはる）
ヨーガ行者、ヨーガ指導者。1976 年からヨーガ指導を始め、1977 年 2 月の初渡印以来、インド、チベットなどを数十回訪れている。地上 1 メートルを超える空中浮揚やクンダリニー覚醒技法、系観瞑想法などを独学で体得。2001 年、全インド密教協会からヨーギーラージ（ヨーガ行者の王）の称号を授与される。成瀬ヨーガグループ主宰。倍音声明協会会長。朝日カルチャーセンター講師。『死なないカラダ、死なない心』（講談社）、『意識ヨーガ』『都市と瞑想』『瞑想法の極意で開く、精神世界の扉』『クンダリニー・ヨーガ—超常的能力ヨーガ実践書の決定版』（BAB ジャパン刊）など著作多数。DVD に『呼吸の道場』（BAB ジャパン刊）など。

〔問い合わせ先〕
ヨーガ行者 成瀬雅春指導のヨーガ教室「成瀬ヨーガグループ」
〒 141-0022　東京都品川区東五反田 2-4-5　藤ビル 5 階
TEL 03-5789-4184　HP https://naruse-yoga.com/

本書は、2005 年に発行された同タイトルの作品の新装改訂版です。

呼吸法の極意
ゆっくり吐くこと 新装改訂版

2021 年 6 月 1 日　初版第 1 刷発行

著　者　成瀬雅春
発行者　東口敏郎
発行所　株式会社 BAB ジャパン
〒 151-0073　東京都渋谷区笹塚 1-30-11　4・5F
TEL 03-3469-0135　FAX 03-3469-0162
URL http://www.bab.co.jp/
E-mail shop@bab.co.jp
郵便振替 00140-7-116767
印刷・製本　中央精版印刷株式会社

ISBN978-4-8142-0388-8　C2077

装丁デザイン　やなかひでゆき
本文デザイン　近藤友暁（あかつき身体文学舎）

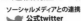

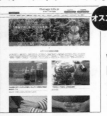

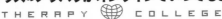